全国医药职业教育药学类规划教材

临床医学基础

（供中职使用）

主　编　王建新

副主编　王　薇　季晓更

编　者　（以姓氏笔画为序）

王建新（河南省医药学校）

王新杰（河南省医药学校）

王　薇（河南省医药学校）

朱　宇（河南省医药学校）

李晓燕（河南省医药学校）

宋延青（北京市医药器械学校）

苏　玲（河南省医药学校）

季晓更（河南省医药学校）

中国医药科技出版社

图书在版编目（CIP）数据

临床医学基础/王建新等主编．—北京：中国医药科技出版社，2008.10

全国医药职业教育药学类规划教材

ISBN 978－7－5067－3843－9

Ⅰ．临…　Ⅱ．王…　Ⅲ．临床医学—专业学校—教材　Ⅳ．R4

中国版本图书馆 CIP 数据核字（2008）第 147452 号

美术编辑　陈君杞

版式设计　郭小平

出版　中国医药科技出版社

地址　北京市海淀区文慧园北路甲 22 号

邮编　100082

电话　发行：010－62227427　邮购：010－62236938

网址　www.cmstp.com

规格　787×1092mm $^{1}/_{16}$

印张　13

字数　302 千字

版次　2008 年 10 月第 1 版

印次　2016 年 6 月第 6 次印刷

印刷　航远印刷有限公司

经销　全国各地新华书店

书号　ISBN 978－7－5067－3843－9

定价　20.00 元

编写说明

近年来，随着制药设备的高度自动化，在生产企业逐渐呈现出直接从事生产人员比例下降，而从事销售的人员比例上升；为满足人民用药需要，大型医药连锁销售店遍布城乡。二者的综合体现就是对药品销售人员的需求急剧上升。为了满足药品销售人员的工作需要，特编写本教材。

为保证人民用药安全、有效、经济、合理，作为药品销售人员必须具备药物的相关知识，这是不言而喻的。但仅仅知悉药物的相关知识是不够的，还必须具备最基本的临床知识，否则就难以达到上述目的。“小病当医生，大病当参谋”是当今药品销售机构对销售人员的通常要求。鉴于以上原因，我们在编写这本教材时，非常注重药品销售人员的工作需要，既能对常见症状和常见病有所了解，又能看懂常见的化验单，同时补充了处方的有关知识。其中王建新编写了本书的第一章及第二章的十二、十三、十四节；王薇编写了第二章的第一节至十一节、第九章和第十章；朱宇编写了本书的第三章、第四章和第五章；苏玲编写了第六章和第七章；李晓燕编写了第八章和第十二章；季晓更编写了第二章的第十五节至十九节、第十一章和第十三章；王新杰编写了本书的第十四章和第十五章；北京市医药器械学校的宋延青老师编写本书所有症状和疾病中的中药用药部分。

按照一切为学生着想的原则，我们编写了这本书。但由于时间紧迫，考虑也不够全面，所以在内容的选择上、编写风格上、知识的深浅等方面肯定有很多不足。我们也是初次尝试这样的编写。好在我们有幸遇到一个积极支持职业教育改革和发展的出版社——中国医药科技出版社，在中国医药科技出版社的大力支持下，才使这本书面世。随着教学改革的深入，随着学生就业岗位的需求变化，同时也积极收集在使用本书过程中的意见和建议，我们将适时对本书进一步修改。欢迎广大师生在使用本书过程中给我们提出宝贵的意见。

王建新

2008 年 6 月

目　录

第一章　常用医学检查指标及其临床意义 …… (1)

第一节　血常规检查 …… (1)

一、白细胞计数 …… (1)

二、白细胞分类计数 …… (1)

三、红细胞计数 …… (3)

四、血红蛋白 …… (3)

五、血小板计数 …… (3)

六、红细胞沉降率 …… (4)

第二节　尿液检查 …… (4)

一、尿液酸碱度 …… (5)

二、尿比重 …… (5)

三、尿蛋白 …… (5)

四、尿葡萄糖 …… (6)

第三节　粪便检查 …… (6)

一、粪外观 …… (6)

二、粪隐血 …… (7)

第四节　肝功能与乙型肝炎血清学检查 …… (7)

一、血清丙氨酸氨基转移酶 …… (7)

二、血清天门冬氨酸氨基转移酶 …… (8)

三、血清总蛋白、白蛋白和球蛋白 …… (8)

四、乙型肝炎病毒抗原和抗体 …… (9)

第五节　肾功能检查 …… (11)

一、血清尿素 …… (11)

二、血肌酐 …… (12)

三、内生肌酐清除率 …… (12)

第六节　血液生化检查 …… (12)

一、血清葡萄糖 …… (12)

二、血清总胆固醇 …… (13)

三、三酰甘油 …… (13)

第二章　常见症状及简要处理 …… (15)

第一节　发热 …… (15)

一、病因 …………………………………………………………（15）
二、发热的类型及过程 …………………………………………（16）
三、热型及临床意义 ……………………………………………（16）
四、诊断提示 ……………………………………………………（16）
五、询问病情 ……………………………………………………（17）
六、治疗 …………………………………………………………（17）
七、建议 …………………………………………………………（18）
第二节 头痛 ………………………………………………………（19）
一、病因 …………………………………………………………（19）
二、诊断提示 ……………………………………………………（19）
三、询问病情 ……………………………………………………（20）
四、治疗 …………………………………………………………（20）
五、建议 …………………………………………………………（21）
第三节 咳嗽 ………………………………………………………（22）
一、病因及临床表现 ……………………………………………（22）
二、诊断提示 ……………………………………………………（22）
三、询问病情 ……………………………………………………（23）
四、咳嗽的治疗 …………………………………………………（23）
五、建议 …………………………………………………………（24）
第四节 胸痛 ………………………………………………………（25）
一、病因及临床表现 ……………………………………………（25）
二、诊断提示 ……………………………………………………（25）
三、询问病情 ……………………………………………………（25）
四、治疗 …………………………………………………………（26）
五、建议 …………………………………………………………（26）
第五节 呼吸困难 …………………………………………………（27）
一、病因 …………………………………………………………（27）
二、诊断提示 ……………………………………………………（28）
三、询问病情 ……………………………………………………（28）
四、治疗 …………………………………………………………（28）
五、建议 …………………………………………………………（29）
第六节 发绀 ………………………………………………………（29）
一、病因及临床表现 ……………………………………………（29）
二、诊断提示 ……………………………………………………（29）
三、中心性发绀与周围性发绀的鉴别 …………………………（30）
四、询问病情 ……………………………………………………（30）
五、治疗 …………………………………………………………（30）
六、建议 …………………………………………………………（31）

第七节　咯血 …………………………………………………… (31)
一、病因及临床表现 …………………………………………… (32)
二、诊断提示 …………………………………………………… (32)
三、咯血与呕血的鉴别 ………………………………………… (32)
四、询问病情 …………………………………………………… (33)
五、治疗 ………………………………………………………… (33)
第八节　消化不良 ……………………………………………… (34)
一、病因 ………………………………………………………… (34)
二、诊断提示 …………………………………………………… (35)
三、询问病情 …………………………………………………… (35)
四、治疗 ………………………………………………………… (36)
五、建议 ………………………………………………………… (37)
第九节　呕吐 …………………………………………………… (37)
一、病因及临床表现 …………………………………………… (37)
二、诊断提示 …………………………………………………… (37)
三、询问病情 …………………………………………………… (38)
四、治疗 ………………………………………………………… (38)
五、建议 ………………………………………………………… (39)
第十节　腹痛 …………………………………………………… (39)
一、病因 ………………………………………………………… (39)
二、诊断提示 …………………………………………………… (40)
三、询问病情 …………………………………………………… (40)
四、治疗 ………………………………………………………… (41)
五、建议 ………………………………………………………… (41)
第十一节　腹泻 ………………………………………………… (42)
一、病因 ………………………………………………………… (42)
二、诊断提示 …………………………………………………… (42)
三、询问病情 …………………………………………………… (43)
四、治疗 ………………………………………………………… (43)
五、建议 ………………………………………………………… (44)
第十二节　呕血 ………………………………………………… (44)
一、病因 ………………………………………………………… (44)
二、诊断提示 …………………………………………………… (45)
三、治疗 ………………………………………………………… (45)
四、提示 ………………………………………………………… (46)
第十三节　便血 ………………………………………………… (46)
一、病因及临床表现 …………………………………………… (46)
二、治疗 ………………………………………………………… (47)

第十四节 黄疸 …… (48)
一、病因 …… (48)
二、治疗 …… (48)
第十五节 血尿 …… (49)
一、病因 …… (49)
二、诊断提示 …… (49)
三、治疗 …… (50)
四、建议 …… (51)
第十六节 心悸 …… (51)
一、病因 …… (51)
二、诊断提示 …… (52)
三、治疗 …… (52)
第十七节 水肿 …… (53)
一、病因 …… (53)
二、诊断提示 …… (53)
三、治疗 …… (54)
四、建议 …… (54)
第十八节 紫癜 …… (55)
一、病因 …… (55)
二、诊断提示 …… (55)
三、治疗 …… (56)
四、建议 …… (57)
第十九节 痛经 …… (57)
一、病因 …… (57)
二、诊断提示 …… (58)
三、治疗 …… (58)
四、建议 …… (59)

第三章 呼吸系统疾病 …… (60)

第一节 急性上呼吸道感染 …… (60)
一、病因 …… (60)
二、诊断提示 …… (60)
三、询问病情 …… (61)
四、治疗 …… (61)
五、建议 …… (62)
第二节 急、慢性支气管炎 …… (62)
一、急、慢性支气管炎 …… (62)
二、询问病情 …… (62)

三、治疗 …………………………………………………………………………… (63)
四、建议 …………………………………………………………………………… (64)
第三节 支气管哮喘 ……………………………………………………………… (64)
一、病因 …………………………………………………………………………… (64)
二、诊断提示 ……………………………………………………………………… (64)
三、询问病情 ……………………………………………………………………… (64)
四、治疗 …………………………………………………………………………… (65)
五、建议 …………………………………………………………………………… (65)
第四节 肺炎 ……………………………………………………………………… (66)
一、病因 …………………………………………………………………………… (66)
二、诊断提示 ……………………………………………………………………… (66)
三、询问病情 ……………………………………………………………………… (66)
四、治疗 …………………………………………………………………………… (66)
五、建议 …………………………………………………………………………… (67)
第五节 肺结核 …………………………………………………………………… (67)
一、病因 …………………………………………………………………………… (67)
二、诊断提示 ……………………………………………………………………… (68)
三、询问病情 ……………………………………………………………………… (68)
四、治疗 …………………………………………………………………………… (68)
五、建议 …………………………………………………………………………… (69)

第四章 消化系统疾病 ………………………………………………………… (71)

第一节 胃炎 ……………………………………………………………………… (71)
一、急性胃炎 ……………………………………………………………………… (71)
二、慢性胃炎 ……………………………………………………………………… (71)
三、询问病情 ……………………………………………………………………… (71)
四、治疗 …………………………………………………………………………… (72)
五、建议 …………………………………………………………………………… (73)
第二节 消化性溃疡 ……………………………………………………………… (73)
一、诊断提示 ……………………………………………………………………… (73)
二、询问病情 ……………………………………………………………………… (74)
三、治疗 …………………………………………………………………………… (74)
四、建议 …………………………………………………………………………… (75)
第三节 慢性乙型病毒性肝炎 …………………………………………………… (75)
一、诊断提示 ……………………………………………………………………… (75)
二、询问病情 ……………………………………………………………………… (75)
三、治疗 …………………………………………………………………………… (76)
四、建议 …………………………………………………………………………… (76)

第四节 溃疡性结肠炎 …… (76)
一、诊断提示 …… (77)
二、询问病情 …… (77)
三、治疗 …… (78)
第五节 急性阑尾炎 …… (78)
一、诊断提示 …… (79)
二、询问病情 …… (79)
三、治疗 …… (79)
四、建议 …… (79)

第五章 循环系统疾病 …… (80)

第一节 心律失常 …… (80)
一、诊断提示 …… (80)
二、治疗 …… (81)
三、预防 …… (82)
第二节 高血压 …… (83)
一、病因 …… (83)
二、诊断提示 …… (83)
三、治疗 …… (84)
第三节 冠状动脉粥样硬化性心脏病 …… (86)
一、病因 …… (86)
二、诊断提示 …… (86)
三、询问病情 …… (87)
四、治疗 …… (87)
五、建议 …… (89)
第四节 妊娠与心脏病 …… (89)
一、妊娠合并心脏病的诊断提示 …… (89)
二、治疗 …… (90)

第六章 泌尿系统疾病 …… (91)

第一节 肾盂肾炎 …… (91)
一、病因 …… (91)
二、诊断提示 …… (92)
三、治疗 …… (92)
第二节 膀胱炎 …… (93)
一、急性细菌性膀胱炎 …… (93)
二、慢性细菌性膀胱炎 …… (93)
第三节 肾小球肾炎 …… (94)

一、急性肾小球肾炎 …………………………………………………………………………（94）
二、慢性肾小球肾炎 …………………………………………………………………………（96）
第七章　血液系统疾病 ……………………………………………………………………（98）
第一节　缺铁性贫血 …………………………………………………………………………（98）
一、病因 ……………………………………………………………………………………（98）
二、诊断提示 ………………………………………………………………………………（98）
三、治疗 ……………………………………………………………………………………（99）
四、建议 ……………………………………………………………………………………（100）
第二节　巨幼红细胞性贫血 …………………………………………………………………（100）
一、病因 ……………………………………………………………………………………（100）
二、诊断提示 ………………………………………………………………………………（101）
三、治疗 ……………………………………………………………………………………（101）
第八章　内分泌代谢性疾病 ………………………………………………………………（103）
第一节　甲状腺功能亢进症 …………………………………………………………………（103）
一、病因 ……………………………………………………………………………………（103）
二、诊断提示 ………………………………………………………………………………（104）
三、治疗 ……………………………………………………………………………………（105）
四、建议 ……………………………………………………………………………………（106）
第二节　糖尿病 ………………………………………………………………………………（106）
一、病因 ……………………………………………………………………………………（107）
二、诊断提示 ………………………………………………………………………………（107）
三、治疗 ……………………………………………………………………………………（108）
四、建议 ……………………………………………………………………………………（110）
第九章　神经系统疾病 ……………………………………………………………………（112）
第一节　三叉神经痛 …………………………………………………………………………（112）
一、病因 ……………………………………………………………………………………（112）
二、诊断提示 ………………………………………………………………………………（113）
三、询问病情 ………………………………………………………………………………（114）
四、治疗 ……………………………………………………………………………………（114）
五、建议 ……………………………………………………………………………………（115）
第二节　坐骨神经痛 …………………………………………………………………………（115）
一、病因 ……………………………………………………………………………………（115）
二、诊断提示 ………………………………………………………………………………（116）
三、询问病情 ………………………………………………………………………………（117）
四、治疗 ……………………………………………………………………………………（117）

五、建议 …… (118)
第三节 缺血性脑血管病 …… (119)
一、病因 …… (119)
二、诊断提示 …… (119)
三、询问病情 …… (120)
四、治疗 …… (121)
五、建议 …… (122)
第四节 出血性脑血管病 …… (123)
一、病因 …… (124)
二、诊断提示 …… (124)
三、询问病情 …… (125)
四、治疗 …… (125)
五、建议 …… (127)
第十章 风湿性疾病 …… (128)
第一节 类风湿性关节炎 …… (128)
一、病因 …… (128)
二、诊断提示 …… (128)
三、询问病情 …… (130)
四、治疗 …… (130)
五、建议 …… (132)
第二节 骨质疏松症 …… (133)
一、病因 …… (133)
二、诊断提示 …… (134)
三、询问病情 …… (135)
四、治疗 …… (135)
五、建议 …… (136)
第十一章 结膜疾病 …… (137)
第一节 结膜炎 …… (137)
一、感染性结膜炎 …… (137)
二、非感染性结膜炎 …… (138)
三、询问病情 …… (139)
四、治疗 …… (139)
五、建议 …… (140)
第二节 沙眼 …… (142)
一、病因 …… (142)
二、诊断提示 …… (142)

三、询问病情 …………………………………………………………………………（142）
四、治疗 ………………………………………………………………………………（143）
五、建议 ………………………………………………………………………………（143）

第十二章　咽喉部疾病 ……………………………………………………………（145）

第一节　咽炎 ……………………………………………………………………………（145）
一、急性咽炎 …………………………………………………………………………（145）
二、慢性咽炎 …………………………………………………………………………（146）
第二节　喉炎 ……………………………………………………………………………（147）
一、急性喉炎 …………………………………………………………………………（147）
二、慢性喉炎 …………………………………………………………………………（149）
第三节　扁桃体炎 ………………………………………………………………………（150）
一、急性扁桃体炎 ……………………………………………………………………（150）
二、慢性扁桃体炎 ……………………………………………………………………（151）

第十三章　皮肤病 …………………………………………………………………（153）

第一节　湿疹 ……………………………………………………………………………（153）
一、病因 ………………………………………………………………………………（153）
二、诊断提示 …………………………………………………………………………（154）
三、询问病情 …………………………………………………………………………（154）
四、治疗 ………………………………………………………………………………（155）
五、建议 ………………………………………………………………………………（156）
第二节　荨麻疹 …………………………………………………………………………（156）
一、病因 ………………………………………………………………………………（157）
二、诊断提示 …………………………………………………………………………（157）
三、询问病情 …………………………………………………………………………（158）
四、治疗 ………………………………………………………………………………（158）
五、建议 ………………………………………………………………………………（159）
第三节　真菌性皮肤病 …………………………………………………………………（159）
一、体癣和股癣 ………………………………………………………………………（160）
二、手癣、足癣和甲癣 ………………………………………………………………（161）
第四节　淋病 ……………………………………………………………………………（162）
一、病因 ………………………………………………………………………………（162）
二、诊断提示 …………………………………………………………………………（162）
三、治疗 ………………………………………………………………………………（163）
四、建议 ………………………………………………………………………………（163）

第十四章 处方基本知识 ……………………………………………… (165)

第一节 处方概念、类型和书写要求 ……………………………… (165)
一、处方的含义和意义 ……………………………………………… (165)
二、处方的类型 ……………………………………………………… (165)
三、处方的书写格式 ………………………………………………… (166)
四、处方书写规则 …………………………………………………… (166)
五、处方中常用的外文缩写及含义 ………………………………… (171)
第二节 处方管理规定 ……………………………………………… (173)
一、处方权限规定 …………………………………………………… (173)
二、处方调配规定 …………………………………………………… (173)
三、处方的监管保存 ………………………………………………… (174)
第三节 错误处方的防范与处理 …………………………………… (175)
一、错误处方的分类 ………………………………………………… (175)
二、处方差错的成因分析 …………………………………………… (176)
三、错误处方的防范和处理 ………………………………………… (176)
第四节 中药处方内容和应付常规 ………………………………… (176)
一、中药处方组方原则 ……………………………………………… (176)
二、中药处方特点 …………………………………………………… (177)
三、中药通用名称与应付常规 ……………………………………… (179)

第十五章 药品说明书 ………………………………………………… (182)

第一节 药品说明书编制原则 ……………………………………… (182)
第二节 药品说明书格式及主要内容 ……………………………… (183)
一、化学药品说明书格式 …………………………………………… (183)
二、化学药品说明书内容书写要求 ………………………………… (184)
三、中药说明书格式 ………………………………………………… (187)
四、中药说明书内容书写要求 ……………………………………… (187)

第一章　常用医学检查指标及其临床意义

第一节　血常规检查

一、白细胞计数

白细胞计数，英文缩写作 WBC，目前临床上一般检验血液中的白细胞，主要有五项：嗜中性粒细胞、嗜酸性粒细胞、嗜碱性粒细胞、淋巴细胞和单核细胞。实际上，这些细胞在血液中还存在着不同的亚群，如淋巴细胞粗略地就可以分为 T 细胞和 B 细胞．这两种细胞具有不同的功能。鉴于血常规主要用于常见疾病诊断的参考，所以一般只查上述五项。

（一）参考值

成人：(3.6～10.0) $\times 10^9$/L（静脉血，全自动血液细胞仪）

(4.0～10.0) $\times 10^9$/L（周围血，光镜法）

小儿：(5.0～12.0) $\times 10^9$/L（静脉血，全自动血液细胞仪）

(5.5～12.0) $\times 10^9$/L（周围血，光镜法）

（二）诊断提示

1. 增多

（1）生理性增多　常见于婴幼儿及孕妇、剧烈运动和体力劳动后、酷暑和严寒时。

（2）病理性增多　①最多见于急性细菌性感染，尤其是化脓性球菌引起的感染；②严重失血；③急性中毒：如安眠药、敌敌畏中毒以及糖尿病酮症酸中毒等；④肿瘤：粒细胞性白血病、各种恶性肿瘤的晚期。

2. 减少

（1）病毒及某些细菌感染　病毒感染时大多白细胞总数是减少的，但有些细菌性感染时，白细胞总数也减少，如伤寒、副伤寒、沙门菌类等革兰阴性菌引起的感染。

（2）血液病　如再生障碍性贫血。

（3）药物及射线　如长期服用氯霉素、X 射线及其他电离辐射。

（4）自身免疫性疾病　如系统性红斑狼疮。

（5）脾功能亢进及各种原因引起的脾肿大，如肝硬化导致的脾肿大。

二、白细胞分类计数

（一）参考值

中性粒细胞　　0.5.～0.70（50%～70%）

嗜酸性粒细胞	0.01～0.05（1%～5%）
嗜碱性粒细胞	0～0.01（0～1%）
淋巴细胞	0.20～0.40（20%～40%）
单核细胞	0.03～0.08（3%～8%）

（二）诊断提示

1. 嗜中性粒细胞

嗜中性粒细胞具有趋化、变形、黏附、吞噬和杀菌作用，在体内增多或减少往往与白细胞总数变化趋同。

（1）增多　①多见于细菌感染，轻度感染即可增加；中度感染可大于 $10.0\times10^9/L$，重度感染可大于 $20.0\times10^9/L$；②其次见于中毒性疾病，如化学药物中毒、生物毒素中毒、代谢性中毒等；③反应性增多：急性溶血和失血、手术后、局部组织缺血坏死等；④血液疾病：粒细胞性白血病，其增多较为异常，常在 $(10\sim50)\times10^9/L$，对于慢性粒细胞性白血病甚至可达 $(100\sim600)\times10^9/L$。此外，真性红细胞增多症、原发性血小板增多症、骨髓纤维化症时也可增多。

（2）减少　①病毒性感染和某些细菌性感染 病毒性感染如流感、风疹、病毒性肝炎等；细菌性感染主要见于伤寒、副伤寒及布氏杆菌病；②血液疾病 如再生障碍性贫血、粒细胞减少症、恶性贫血等；③理化因素 放射线、化学药物（氯霉素、抗肿瘤药、抗甲状腺药、解热镇痛药、磺胺类药、抗糖尿病药）④其他同白细胞总数减少相同。

2. 嗜酸性粒细胞

嗜酸性粒细胞与免疫功能有关，主要是吞噬抗原抗体复合物和细菌。

（1）增多　①过敏性疾病 如荨麻疹、药物过敏、支气管哮喘、血管神经性水肿、湿疹、风湿性疾病；②寄生虫感染及血液病 寄生虫感染如血吸虫、肺吸虫、丝虫、钩虫等感染；血液病中的如慢性粒细胞性白血病、真性红细胞增多症、恶性淋巴瘤和嗜酸性粒细胞白血病（极少见）。

（2）减少　主要见于长期应用激素者。

3. 嗜碱性粒细胞

其增多多见于慢性粒细胞性白血病、骨髓纤维化、慢性溶血和脾切除、铅中毒和铋中毒以及注射疫苗后。减少没有临床意义。

4. 淋巴细胞

主要参与细胞免疫和体液免疫。

（1）增多　①感染性疾病 主要见于病毒性疾病；细菌中的百日咳杆菌、结核杆菌、布氏杆菌引起的感染以及梅毒螺旋体引起的疾病也可增多；②其他 淋巴细胞性白血病、淋巴瘤、急性传染病的恢复期以及组织移植后的排斥反应。

（2）减少　见于长期应用激素类药物、接触射线等。中性粒细胞增多时，淋巴细胞可以相对减少。

5. 单核细胞

单核细胞在体内有诱导免疫反应、吞噬和杀灭病原体、吞噬衰老死亡的细胞和抗肿瘤作用。

其增多见于某些感染（如疟疾、黑热病、结核病、亚急性细菌性心内膜炎）、血液病等。

三、红细胞计数

血液中最多的细胞就是红细胞，其生理功能就是将肺部的氧气运往全身各处和将各处的二氧化碳运送到肺部呼出，并协同维持酸碱平衡。

（一）参考值

成年男性 （4.0～5.8）$\times 10^{12}/L$（全自动血液细胞仪静脉血）

（4.0～5.5）$\times 10^{12}/L$（光镜法外周血）

成年女性 （3.8～5.0）$\times 10^{12}/L$（全自动血液细胞仪静脉血）

（3.5～5.0）$\times 10^{12}/L$（光镜法外周血）

新生儿 （6.0～7.0）$\times 10^{12}/L$（光镜法、全自动血液细胞仪外周血）

（二）诊断提示

1. 增多

成年男性红细胞 $>6.0\times 10^{12}/L$、成年女性红细胞 $>5.5\times 10^{12}/L$ 视为增多。

（1）生理性增多 见于新生儿、兴奋、高原反应、多次献血机体代偿等。

（2）相对性增多 因各种原因造成血浆容量减少，致红细胞数量相对增多，如严重呕吐、腹泻、大量出汗、尿崩症、糖尿病等。

（3）绝对增多 ①代偿性增多 慢性肺心病、肺气肿、高山病、肿瘤（肾癌、肾上腺肿瘤）等；②真性红细胞增多症。

2. 减少

见于急、慢性失血；各种原因引起的溶血；各种原因引起的贫血。

四、血红蛋白

血红蛋白是红细胞的主要成分，是红细胞的功能结构，也被称为“血色素”。其增减的临床意义与红细胞的增减基本相同，但配合红细胞的计数能更好的反映出贫血程度和病因。如缺铁性贫血时，血红蛋白减少的程度大于红细胞减少的程度，即所谓“小细胞低色素性贫血”；巨幼红细胞性贫血时，红细胞减少的程度大于血红蛋白的减少，即所谓“大细胞高色素性贫血”。

参考值

成年男性 130～185g/L（全自动血液细胞仪，静脉血）

120～160g/L（光度计比色法，周围血）

成年女性 120～165g/L（全自动血液细胞仪，静脉血）

110～150g/L（光度计比色法，周围血）

新生儿 170～200g/L（光度计比色法，周围血）

五、血小板计数

血小板的主要功能是形成止血性血栓，故又称为血栓细胞。血小板计数，英文缩写作

PLT 或 BPC。

（一）参考值

（80～300）$\times 10^9$/L（全自动血液细胞仪，静脉血）

（100～300）$\times 10^9$/L（光镜法，周围血）

（二）诊断提示

1. 减少

血小板数<（100～300）$\times 10^9$/L 即为减少，当其降至 50×10^9/L 时，患者常常会出现自动出血。引起血小板减少的原因：

（1）血小板生成障碍 见于再生障碍性贫血、先天性血小板减少症、白血病、巨幼红细胞性贫血、放射性损伤等。

（2）血小板破坏过多 见于原发性血小板减少性紫癜、脾功能亢进、药物影响（阿司匹林、抗生素、磺胺类药、抗肿瘤药）。

（3）血小板消耗过多 如弥散性血管内凝血（DIC）、血栓性血小板减少性紫癜。

2. 增多

血小板数>（400～300）$\times 10^9$/L 即为增多。

（1）原发性增多（疾病） 原发性血小板增多症、慢性粒细胞性白血病、真性红细胞增多症等。

（2）反应性增多 急、慢性炎症，缺铁性贫血、癌症等。

六、红细胞沉降率

红细胞沉降率（ESR）也称为“血沉”，是指在一定条件下红细胞的沉降速度。

（一）参考值

男性 0～15mm/h

女性 0～20mm/h

（二）诊断提示

1. 生理性增快

见于 12 岁以下的儿童、妇女月经期、妊娠 3 个月以上及高龄老年人。

2. 病理性增快

见于各种炎症、组织损伤及坏死、贫血、恶性肿瘤、高胆固醇症及各种原因导致的高球蛋白血症。

第二节 尿液检查

正常成人每日尿量，男性约 1.0～2.0L/24h，女性 1.0～1.2L/24h。每昼夜尿量经常超过 2500ml 时，称为多尿，而少于 400ml 则称为少尿，少于 100ml 者则为无尿或者尿闭。正常尿液中水分约占 97%，固体物占 3%。固体物中无机盐约占 25g，其中 1/2 为钠、氯离子；有机物约为35g，主要是尿素，每天排出约为30g。

一、尿液酸碱度

（一）参考值

晨尿　　pH5.5~6.5

随机尿　pH4.5~8.0

（二）诊断提示

1. 酸度增高

多见于酸中毒、痛风、发热、严重腹泻及应用酸性药物（维生素C、氯化铵）等。

2. 碱度增高

多见于碱中毒、膀胱炎、应用碱性药物（碳酸氢钠、乳酸钠、氨丁三醇）等。

二、尿比重

尿比重是指在4℃条件下尿液与纯水的重量之比。在生理条件下，尿比重与排出的水分、盐类和尿量有关；在病理条件下，受尿蛋白、尿糖及细胞成分的影响。

（一）参考值

晨尿　　1.015~1.025

随机尿　1.003~1.035

（二）诊断提示

1. 尿比重增高

见于急性肾小球肾炎、糖尿病、心力衰竭、高热、脱水和周围循环衰竭等。

2. 尿比重降低

见于慢性肾炎、慢性肾功能不全、尿毒症多尿期、急性肾衰多尿期、尿崩症、恶性高血压、低钙血症等。

三、尿蛋白

正常人24h尿中排出的蛋白总量约为20~80mg，平均为40mg，一般常规定性试验为阴性。当尿内蛋白增多，用常规定性方法检查为阳性或定量检查24h超过150mg时称为蛋白尿。

（一）参考值

尿蛋白定性试验　阴性

尿蛋白定量试验　<0.1g/L或≤0.15g/24h

（二）诊断提示

1. 生理性蛋白尿

可见于剧烈运动、低温刺激、精神紧张及妊娠期妇女。

2. 肾性蛋白尿

常见于急慢性肾炎、肾盂肾炎、肾病综合征、糖尿病性肾病、肾动脉硬化等。

3. 溢出性蛋白尿

肾脏正常，但血液中出现多量异质蛋白，如多发性骨髓瘤、原发性巨球蛋白血症、严重损伤和大面积心肌梗死等。

4. 药物造成

氨基糖苷类抗生素（庆大霉素、卡那霉素）、多黏菌素、甲氨蝶呤、灰黄霉素、氯丙嗪等。

四、尿葡萄糖

正常人尿中有极微量的葡萄糖，用常规方法检测为阴性。当血糖浓度超过8.88mmol/L时，则可检出，是为阳性。

（一）参考值

定性 阴性

（二）诊断提示

1. 血糖增高性糖尿

最为常见的即是糖尿病，此外甲亢、肢端肥大症、嗜铬细胞瘤、心肌梗死、肥胖等也可出现糖尿。

2. 肾性糖尿

肾性糖尿时血糖可以正常，如慢性肾炎、肾病综合征。

第三节 粪便检查

一、粪外观

正常人的粪便为黄褐色的柱状软便。可因食物、药物和疾病致其改变。

（一）食物影响

食用西瓜、西红柿者粪便为红色；食用黑芝麻者粪便为无光泽的黑色；食用绿叶蔬菜较多者粪便为暗绿色；食用动物血液者呈柏油样便。

（二）药物影响

1. 无光泽灰黑色

见于口服药用炭、铋制剂、铁制剂、中草药等。

2. 红色

抗凝血药、解热镇痛药（如保泰松）、利福平。

（三）病理改变

1. 黏液脓血便

见于细菌性痢疾、阿米巴痢疾（暗红色果酱样）、溃疡性结肠炎、直肠或结肠癌。

2. 鲜血便

见于下消化道出血，如直肠癌（无痛性血便但有污浊）、内痔（无痛性血便）、外痔及混合痔（伴有疼痛性血便）。

3. 米泔水样便

多见于霍乱、副霍乱。

4. 柏油样便

当上消化道出血量达到50ml时可出现柏油样便。

5. 白陶土样便

由于胆汁生成减少或者排泄受阻，如肝脏疾病及胰腺癌等。

6. 乳凝块便

多见于小儿消化不良。

二、粪隐血

参考值　阴性

阳性主要见于①消化道溃疡；②消化道肿瘤；③肠道炎症及钩虫病。

第四节　肝功能与乙型肝炎血清学检查

肝脏是人体内最大的消化器官，也是结构复杂和功能多样性的重要器官。在三大物质的合成与分解代谢中有着其他器官不可替代的作用；也是药物代谢的重要器官。正因为其功能的多样性，所以肝细胞中酶的种类繁多，临床上常常通过检测血液中醣的变化来诊断肝脏疾病。

一、血清丙氨酸氨基转移酶

丙氨酸氨基转移酶（ALT，旧称谷丙转氨酶，GPT）存在于多个组织中，但以肝细胞含量多，活性高，其次是肾脏 > 心脏 > 肌肉。其主要功能是合成非必需氨基酸，最终用于合成蛋白质。肝脏细胞和其他细胞一样，也在不断生长、衰老和死亡。死亡后的肝细胞酶就会进入血液，所以正常情况下，可以通过血液检测到肝细胞酶。若肝脏发生病变，细胞坏死增多，或者出现异常的成分均可通过血液检测出来。

（一）参考值

< 40U/L

（二）诊断提示

ALT升高一倍以上才具有诊断意义，常见于以下疾病：

1. 肝胆疾病

各种肝炎、肝硬化、肝癌、脂肪肝、胆囊疾病（胆管炎、胆囊炎、胆石症）。

2. 其他疾病

心肌疾病（心肌梗死、心肌炎）、骨骼肌疾病（多发性肌炎、肌营养不良）。

3. 药物影响

能导致ALT升高的药物相当多，因此在使用许多药物的过程中，也常常通过测定血清 ALT 的活性来判断药物对肝脏的影响。常见的药物有①抗生素类；②抗结核类，如异烟肼；③抗真菌药物，如酮康唑、氟康唑等；④抗病毒药物，如阿昔洛韦、泛昔洛伟等；⑤他汀类血脂调节药；⑥其他：氯丙嗪、水杨酸、有机磷、汞、铅等。

4. 饮酒

二、血清天门冬氨酸氨基转移酶

天门冬氨酸氨基转移酶（AST，旧称谷草转氨酶，GOT）的作用与 ALT 作用相同，也是用于氨基的移换。AST 存在于各种组织细胞中，但以心肌含量最为丰富，其次为肝脏 > 肌肉 > 肾脏，所以血清中此酶活性升高主要见于心肌疾病。

（一）参考值

<40U/L

（二）诊断提示

AST 升高多见于以下疾病：

1. 心肌梗死　心肌梗死发生后 6 ~ 12h 显著增高，48h 达到高峰，约 3 ~ 5d 恢复正常。

2. 肝胆疾病　急性肝炎及药物中毒性肝坏死时，AST 可显著升高到 1000U 以上。急性肝炎时，AST/ALT <1，肝硬化和肝癌时 >1，原发性肝癌时 >3。

3. 药物影响　同 ALT。

三、血清总蛋白、白蛋白和球蛋白

（一）血清总蛋白

白蛋白和球蛋白加在一起就是血清总蛋白（TP）。

1. 参考值

60 ~ 80g/L

2. 诊断提示

（1）血清总蛋白浓度增高见于①相对增高：各种原因引起的脱水；②血清蛋白合成增加：多见于多发性骨髓瘤。

（2）血清总蛋白浓度降低见于①合成障碍：多见于肝脏疾病，肝脏是合成血清蛋白的唯一器官，尤其是肝硬化时其合成能力大大下降，更以白蛋白下降最为明显；②蛋白质丢失：大量出血、肾病综合征、溃疡性结肠炎等；③营养不良或者消耗过多：如肺结核、恶性肿瘤。有时还可见于妊娠晚期，但可随分娩后迅速恢复正常。

（二）白蛋白和球蛋白

1. 参考值

白蛋白（A）　男 35 ~ 55g/L

　　　　　　女 35 ~ 50g/L

球蛋白（G）　20 ~ 30g/L

A/G：1.5 ~ 2.5

2. 诊断提示

白蛋白浓度增高和降低的临床意义与总蛋白浓度增高和降低意义大致相同。

球蛋白浓度增高多见于①感染：如慢性肾炎、结核病、疟疾、血吸虫病等；②自身免疫性疾病：如红斑性狼疮、风湿热、类风湿性关节炎、肝硬化等；③骨髓瘤和淋巴瘤。

球蛋白浓度降低多见于药物影响，如长期使用肾上腺皮质激素和其他免疫抑制剂。

A/G <1 提示有慢性肝实质损害，白蛋白的高低常反映肝脏功能是否受损及受损程度。

四、乙型肝炎病毒抗原和抗体

（一）乙型肝炎病毒表面抗原

乙型肝炎病毒表面抗原（HBsAg）是乙型肝炎病毒（HBV）外衣壳上的一种糖蛋白，是感染乙型肝炎病毒后血液中出现最早的一种抗原，该抗原可在血液里维持较长时间，并可在唾液、乳汁、精液和阴道分泌物中检出。

1. 参考值

ELISA 法或者化学发光法 阴性

2. 诊断提示

血清 HBsAg 阳性表示受检者处于 HBV 感染状态或者曾经感染过乙型肝炎病毒。完整的乙肝病毒体可以表现出 HBsAg 阳性，单纯的糖蛋白也可以表现出 HBsAg 阳性，只有完整的乙肝病毒体具有感染性。所以单项 HBsAg 阳性不能准确地反映出受检者的病情。

（二）乙型肝炎病毒表面抗体

乙型肝炎病毒表面抗体（抗 - HBs，HBsAb）是人体免疫系统受 HBsAg 刺激后产生的一种中和性抗体，该抗体与乙肝病毒结合后将使病毒失去感染能力，因此此抗体对人体具有保护作用。

1. 参考值

ELISA 法或者化学发光法 阴性

2. 诊断提示

（1）乙型肝炎处于恢复期，或者是既往感染过乙型肝炎病毒，但现已恢复，且对乙型肝炎病毒有一定的免疫力。

（2）注射乙肝疫苗后成功的标志，但该抗体维持时间有限。血清中转阴后仍需再注射。

（三）乙型肝炎病毒 e 抗原

乙型肝炎病毒 e 抗原（HBeAg）出现说明 HBV 正在复制，是传染性极强的标志，但现在已发现 HBV 在体内可产生不表达 HBeAg 的突变株。

1. 参考值

ELISA 法或者化学发光法 阴性

2. 诊断提示

血清 HBeAg 阳性常见于：

（1）初次在血液中检出 HBeAg，说明乙肝病毒正在受检者肝细胞内大量繁殖，肝细胞呈进行性损害，传染性极强。

（2）对于乙肝患者而言，HBeAg 持续阳性意味着将转化为慢性肝炎；持续升高，意味着病情加重。

（3）HBeAg 和 HBsAg 均为阳性的孕妇易将乙肝病毒传播给新生儿。

（四）乙型肝炎病毒 e 抗体

乙型肝炎病毒 e 抗体（抗 - HBe，HBeAb）是受 HBeAg 刺激产生的抗体，但该抗体不是中和性抗体，因此对完整的 HBV 没有抑制作用。但是 HBeAb 可以和 HBeAg 特异性结合成复合物，此复合物可被吞噬细胞吞噬，由于 HBeAg 的被清除，必将影响完整 HBV 的装配。

1. 参考值

ELISA 法或者化学发光法 阴性

2. 诊断提示

血清 HBeAb 阳性常见于：

（1）多见于 HBeAg 转阴的患者，意味着病毒复制减少，传染性降低。

（2）部分慢性乙型肝炎、肝硬化和肝癌患者可以检出 HBeAb。

（3）若检出 HBeAb 和 HBcAb，但未能检出 HBsAg、HBsAb 时，仍可确诊近期感染乙型肝炎。

（五）乙型肝炎病毒核心抗体

乙型肝炎病毒核心抗体（抗 - HBc，HBcAb）是体内免疫系统受到 HBcAg 的刺激产生的非中和性抗体，该抗体是机体感染 HBV 后较早产生的一种 IgM，可作为早期诊断的重要指标，但该抗体对机体无保护作用。HBcAg 位于乙型肝炎病毒的内衣壳上，外有外衣壳包绕，所以在血液中一般不易检出游离的 HBcAg。

1. 参考值

ELISA 法或者化学发光法 阴性

2. 诊断提示

血清 HBeAb 阳性常见于：

（1）急性乙型肝炎、慢性活动性肝炎，且传染性很强。

（2）血清 HBeAb 高滴度表示正在感染 HBV，低滴度表示既往感染 HBV。

表 1 - 1 HBV 抗原 - 抗体系统检测及临床意义

HBsAg	HBeAg	HBcAb	HBeAb	HBsAb	临床意义
+	-	-	-	-	感染 HBV，结合肝功能判断有无临床肝炎
+	+	-	-	-	急性乙肝、慢性乙肝、（传染性强）
+	+	+	-	-	急性乙肝、慢性乙肝、（即“大三阳”，传染性强）
+	-	+	+	-	复制降低，预后较好（即“小三阳”，传染性小）
-	-	+	+	+	乙肝恢复期
-	-	-	+	+	乙肝恢复期
-	-	-	-	+	接种过乙肝疫苗、感染 HBV 但已经恢复正常

临床上，对于血液中同时检出 HBsAg、HBeAg、HBcAb 者，称为“大三阳”。“大三阳”说明 HBV 在人体内复制活跃，具有很强的传染性，应对此患者进行隔离治疗。对于血液中同时检出 HBsAg、HBeAb、HBcAb 者称为“小三阳”。“小三阳”说明 HBV 在人体内复制减少，传染性小，若受检者肝功能正常且无不适症状，称为乙型肝炎病毒无症状携带者，不需要隔离。

第五节 肾功能检查

肾脏的主要功能是以尿的形式排泄废物和保留体内所需物质（蛋白质、葡萄糖、无机盐等）。肾脏每日生成原尿约 180L，但最终排出的终尿只占其 1%，体现出肾脏强大的浓缩功能。这种功能的实现依赖肾单位（肾小球和肾小管）的数量和功能的正常，其中肾小球主要是滤过功能，肾小管主要是重吸收和分泌功能，两者其一受损都将影响肾脏功能。同时必须指出的是，肾脏有强大的贮备力，即即使肾功能检测正常，但却存在着相当程度的肾脏病理变化；而也可能肾功能检测不正常，却是由肾外病理因素所致。因此在分析检测结果时必须结合临床症状综合考虑。

一、血清尿素

血液中的尿素可以全部从肾小球滤过，但又有 30% ~40% 的尿素被肾小管重吸收。只有当肾小球滤过功能下降到正常的 50% 以上时，血液中的尿素浓度才会升高。因此血清尿素（BUN）测定不是反映肾小球功能的灵敏指标。另外，肾外因素如组织代谢加快、消化道出血、进食蛋白质过多等均可引起血尿素浓度的升高，因此血清尿素测定也不是肾功能损伤的特异性指标。尽管如此，因为尿素是肾脏排泄的低分子含氮废物的主要成分，所以血清尿素的测定仍是目前检测肾功能的主要项目之一。

（一）参考值

脲酶 Berthelot 反应比色测定法	2. 82 ~8. 2mmol/L
酶耦联速率法	3. 57 ~14. 28mmol/L

（二）诊断提示

1. 生理变化

血清尿素浓度受性别、年龄、季节和饮食的影响，如健康男性比女性约高 10% ~20%；新生儿和 60 岁以后均高于成人；白天比夜间高，冬夏比春秋高；剧烈运动和高蛋白饮食后高，而妊娠和低蛋白饮食时低等。

2. 病理变化

（1）尿素产生过多　凡是能引起蛋白质分解加快的疾病，如糖尿病性酸中毒、高热、饥饿、癌症、甲亢或者胃肠道出血等均可造成尿素产生过多。

（2）尿素排泄障碍　因血容量减少导致肾脏过滤减少如急性肠炎、严重烧伤、急性失血、休克、心功能不全等，可出现尿素浓度升高。肾脏本身疾病如肾小球肾炎、肾病综合征造成滤过障碍以及尿路结石、前列腺增生造成排尿受阻更易引起血尿素浓度升高。

（3）重症肝脏疾病、肝硬化时，尿素合成减少，血尿素浓度降低。

二、血肌酐

肌酐（Cr）是由肌肉中的肌酸脱水或磷酸肌酸脱磷酸产生的，相对分子质量116，每天产生量很恒定，不易受食物蛋白质的影响，极易从肾脏排出，在肾小管中几乎不被重吸收。

（一）参考值

Jaffe 法　男性：53～97μmol/L

　　　　　女性：44～80μmol/L

（二）诊断提示

（1）由于排出减少而致血肌酐升高的疾病　急、慢性肾功能不全、尿毒症、重度充血性心功能不全。

（2）体内肌酐生成过多　巨人症、肢端肥大症。

（3）肌肉萎缩时，血肌酐含量可降低。

三、内生肌酐清除率

由于肌酐大部分经肾小球滤出且不被肾小管重吸收，故单位时间内，把若干毫升血浆中的内生肌酐全部清除出去，称为内生肌酐清除率（Crcl）。在排除外源性肌酐的干扰和肌肉容积及活动量相对恒定的条件下，内生肌酐清除率能准确的和较早的反映出肾小球的滤过功能，也是目前临床上最常用的肾小球功能检查项目。

（一）参考值

男性　（85～125）ml/min

女性　（75～115）ml/min

（二）诊断提示

1. 用以判断肾小球滤过功能是否受损及受损程度

①70～51ml/min为肾小球滤过功能轻度受损；②50～30ml/min为肾小球滤过功能中度受损；③<30ml/min为肾小球重度受损；④<20ml/min为肾功能不全。

2. 用以指导临床用药

在肾小球中度受损时，应限制蛋白质摄入；在重度受损时，使用噻嗪类利尿剂常常无效；若<10ml/min时，应结合临床进行透析治疗。

3. 作为观察肾移植成功与否的客观指标

若Crcl逐渐回升，说明移植成功，若不回升反而降，说明预后较差。

第六节　血液生化检查

一、血清葡萄糖

测定血清葡萄糖（GLU）的方法很多，如葡萄糖氧化酶（GOD）法、邻甲苯胺（O－

T）法、己糖激酶（HK）法，但测定值基本接近。

（一）参考值

3.89～6.11mmol/L

（二）诊断提示

血糖增高见于

（1）生理性增高 饭后1～2h、摄取高糖食物、情绪紧张时血糖可以增高。

（2）病理性增高 糖尿病、颅脑内外伤或者炎症所致颅压升高后刺激血糖中枢、麻醉、胰腺炎、胰腺癌、脱水等均会造成血糖升高。

血糖降低见于

（1）生理性降低 饥饿、剧烈运动、注射胰岛素后、妊娠、哺乳等可出现低血糖。

（2）病理性降低 见于胰岛素分泌过多（胰岛β细胞瘤）、升高血糖的激素分泌过多（垂体、肾上腺和甲状腺功能减退）、肝糖原贮存不足（肝硬化、肝癌、长期营养不良）等。

二、血清总胆固醇

血清总胆固醇（TC）包括游离胆固醇（Ch）和胆固醇酯（ChE）。其中胆固醇酯的增高与动脉粥样硬化关系最为密切。肝脏是胆固醇合成、酯化、分解、排泄的主要器官，所以胆固醇的含量测定也能反映肝脏在脂质代谢中的情况。健康人血清胆固醇主要来自于肝脏利用葡萄糖合成的，其次来源于高胆固醇食物。

（一）参考值

3.1～5.7mmol/L

（二）诊断提示

增高见于：

（1）年龄与性别 TC水平一般随年龄上升，到70或者80岁后有所下降；中青年期女性低于男性，50岁以后女性高于男性。

（2）长期高热量、高饱和脂肪饮食且活动量小、精神紧张等均可致血清胆固醇升高。

（3）家族性高胆固醇血症、肾病综合征、甲状腺机能减退、糖尿病等。

降低见于甲亢、营养不良、慢性消耗性疾病、严重肝脏疾病。

三、三酰甘油

（一）参考值

三酰甘油（TG）参考值为0.56～1.70mmol/L

（二）诊断提示

增高见于：

（1）动脉粥样硬化、肥胖病、高脂蛋白血症（Ⅰ型、Ⅳ型、Ⅴ型）。

（2）继发性增高 可见于糖尿病、甲状腺功能低下、肾病综合征、妊娠、口服避孕药、高脂饮食、酗酒等。

降低可见于肝实质病变、甲亢、肾上腺皮质功能不全。

第二章　常见症状及简要处理

患者主观上感受到的不适、痛苦、难受、异常的感觉等均可称为症状（如头痛、发热、腹胀、呼吸困难等）。而医师客观检查到的异常改变称为体征（如心脏杂音、肺部啰音、肝脾肿大）。广义的症状也包括体征，而症状是诊断和鉴别疾病的重要依据，同一种疾病可有不同的症状，而不同的疾病又可有某些相同的症状，所以在诊断时必须综合分析、注意鉴别。

第一节　发热

因各种原因导致人体的体温升高，超过正常范围称为发热。正常人的口腔温度为36.2～37.2℃，直肠温度比口腔温度高0.3～0.5℃，腋下温度比口腔温度低0.3～0.5℃。正常体温在24h内的波动超过1℃时也为发热。发热是许多疾病过程中的一种表现，也常常是人体对入侵病原菌的一种防御性反应。发热并不是一个坏现象，说明机体正在与病原菌作斗争，所以很消耗人的体力，病人就会嗜睡、乏力。但不管是否用药，总会有个过程，不会药到病除的（病程一般来说需要3～5天）。

一、病因

（一）感染性发热

由各种生物病原体侵入机体后导致的发热。包括多种急、慢性感染疾病，如流感、急性肾盂肾炎、急性细菌性痢疾、伤寒、肺炎、肺结核、麻疹、疟疾、化脓性感染等疾病。

（二）非感染性发热

凡是病原体以外的各种物质引起的发热均属于非感染性发热。

（1）无菌性炎症　由于组织细胞坏死、组织蛋白分解及坏死产物的吸收所致的无菌性炎症发热。如恶性肿瘤、白血病造成的组织坏死或细胞破坏；血管栓塞、脉管炎所致的肢体坏死等。

（2）变态反应性疾病　变态反应时形成的抗原抗体复合物可引起发热，如风湿热、类风湿性关节炎、药物热、系统性红斑狼疮等。

（3）内分泌与代谢疾病　甲状腺功能亢进时由于代谢增快、产热增多引起体温升高，严重脱水时由于散热减少导致体温升高。

（4）某些皮肤病　广泛性皮炎等可导致皮肤散热减少引起发热，一般为低热。

二、发热的类型及过程

（一）发热类型

以口腔温度为标准，根据体温升高程度临床上将发热分为：

低热　　37.3℃～38℃（常见于肺结核、风湿热）

中等热　　38.1℃～39℃（多见于感冒性疾病）

高热　　39.1℃～41℃（多见于急性感染）

超高热　　41℃以上（多见于中暑）

（二）发热过程

多数发热尤其是急性传染病的发热，其发热过程可分为以下三个阶段。

（1）体温上升期　体温在数小时或数日内高达39℃～40℃或以上，常伴有畏寒、皮肤苍白、无汗、肌肉酸痛、疲乏无力等，部分病人有寒战现象。

（2）高热持续期　此期患者表现为面色潮红、皮肤灼热、呼吸、脉搏增快、出汗增多、尿量减少、食欲减退。

（3）退热期　当病因消除或用退热药后，体温降至正常水平。患者表现为大量出汗、皮肤潮红、尿量增多，此期应严密观察婴幼儿、老年人、体弱者的病情变化，防止因体温骤降而引起的虚脱或休克症状。

三、热型及临床意义

热型就是将不同时间测得的体温数值分别记录在体温单上，然后将各个点连接起来而形成不同形状的体温曲线。观察热型有助于诊断疾病、判断病情、评价疗效和估计预后。常见的热型有：

（1）稽留热　体温恒定高达39℃～40℃且持续数日或数周，一日之内体温波动不超过1℃，常见于流感、大叶性肺炎、伤寒的高热期。

（2）弛张热　体温高低不一，波动幅度大，一日之内波动超过2℃，但最低温度仍在正常体温以上。多见于化脓性感染、支气管肺炎、败血症等。

（3）间歇热　体温骤然升高到39℃以上，持续数小时后很快降至正常，经过数小时或数日后体温再度骤然升高，呈交替出现，反复发作。常见于急性肾盂肾炎、胆道感染、疟疾等。

（4）不规则热　一日之内体温波动无规律，常见于流感、肺炎、肺结核、胸膜炎等。

由于小儿发热的病因复杂，且有时无明显的特异性症状，往往需要一定时间的仔细观察，而小儿发热的热型不及成人典型，加之近年来抗生素及糖皮质激素的早期广泛应用，掩盖了一些疾病热型的特异性规律。因此，热型的特点在一定范围内虽然对小儿长期发热的诊断或判断病情具有一定参考意义，但已失去其原有的重要性。

四、诊断提示

1. 发热伴随头痛、呕吐和意识障碍

发热时表现为头痛、呕吐和意识障碍，提示有脑瘤或中枢神经系统感染疾病，如流行性乙型脑炎和流行性脑脊髓膜炎等疾病。

2. 发热伴随关节肿痛

发热时表现为关节肿痛、心脏杂音或心律失常，常见于风湿热、类风湿病及全身性播散性红斑狼疮。

3. 发热伴尿频、尿痛、尿急

提示泌尿系感染。

4. 发热伴有出血倾向

发热伴有皮肤瘀点，多见于急性白血病、严重再生障碍性贫血、流行性出血热、败血症。

5. 发热伴随黄疸

发热时伴随皮肤、巩膜黄染、尿色加深，可疑为肝胆系统感染。

6. 发热伴有寒战

发热时患者出现畏寒、寒战，常见于大叶性肺炎、急性肾盂肾炎、疟疾等。

7. 发热伴随腹痛、腹泻

提示有急性胃肠道疾病。

五、询问病情

向患者（或购药者）深入了解发热的过程对确诊发热疾病有重要价值。如可从以下几方面询问。

（1）您是突然发热还是已经发热几天了？

（2）您发热时是无汗、少汗还是大量出汗或是盗汗？

（3）您测量体温了吗？热度是多少？采用的什么测量方法？

（4）您的体温在 24h 内如何波动？

（5）您使用什么方法退热了吗？

（6）您有什么伴随的症状（头痛、鼻塞、流涕、咽痛、咳嗽、胸闷等）吗？

六、治疗

（一）病因治疗

处理发热的关键是针对病因治疗，低热和中等热一般可不作特殊处理，即使高热病人亦不要轻易应用退热剂和抗菌药物以免改变其原有热型或掩盖其他临床表现，给诊治带来困难。若高热疑感染所致，应在必要实验室检查和各种培养标本结果出来后，才给予相应抗菌药物。

（二）对症治疗

发热是发热性疾病的症状表现，不是疾病的全部，有利于机体调动抗病力，调节免疫功能，增强白细胞的吞噬能力，抗御病原。因此，轻度发热，（是指 38.5℃ ~39℃）有利抗病，无需降温处理。即使高热也无需将热退尽。在感染存在的情况下退热不利于抗病。只有高热不退防止惊厥时才适当的降温处理。当遇到体温超过 40℃、惊厥、谵妄、中暑、心功能不全等情况时应紧急降温处理。具体措施包括：

1. 物理降温

一般可采用冷毛巾湿敷额部，每5～10min更换一次，或将冰袋置于额、枕后、颈、腋和腹股沟处降温，也可用25%～30%酒精擦浴。上述物理降温尤适用于儿童和体质较差或老年患者。对于高温中暑或过高热（41.℃）可采用冰水灌肠，也可将病人置于冰水浴盆中或空调病房内。

2. 药物降温

治疗发热可采用口服或肌注的解热镇痛药，此类药物的退热作用主要是影响散热过程，使血管扩张，出汗增多，体温下降。常用的药物主要有以下几种：

（1）阿司匹林（乙酰水杨酸，醋柳酸） 解热镇痛作用温和迅速，常与其他药物组成复方制剂。口服：成人每次0.3～0.6g，每日3次；年老体弱或体温在40℃以上时宜减少剂量；小儿每次5～10mg/kg或每岁0.06g。

（2）赖氨匹林（赖氨酸阿司匹林） 解热镇痛作用起效快、血药浓度高、疗效好。肌注或静注：成人每次0.9～1.8g，每日2次；小儿每日10～25mg/kg。

（3）安乃近（诺瓦尔精） 解热镇痛作用强而快，口服吸收快而完全，口服：成人每次0.25～0.5g，每日3次，或需要时服1次；小儿每次8～10mg/kg，每日3次，肌注：成人每次0.25g，每日0.75～1.25g；小儿每次5～10mg/kg，滴鼻：10%～20%的滴鼻剂1～2滴（5岁以下），5岁以上儿童可适当增量。

（4）复方阿司匹林 由阿司匹林、非那西丁、咖啡因组成，能快速缓解发热、头痛等症状。口服：成人每次1～2片，每日3次；小儿2～3岁每次1/4片；4～6岁每次1/3片；7～12岁每次1/2片。

（5）阿司匹林精氨酸盐 作用与阿司匹林基本相同，有良好的解热、镇痛作用，用于缓解发热、头痛、周身酸痛，适宜儿童使用。肌注：成人每次1g；每次小儿10～25mg，每日1～2次。

3. 中药治疗

小柴胡颗粒 ［用法用量］口服。一次1袋，一日3次，开水冲服。

清开灵口服液 ［用法用量］口服。一次10ml，一日3次。出现腹泻时慎用。孕妇禁用。

板蓝根颗粒 ［用法用量］口服。一次1袋，一日3次，开水冲服。

双黄连口服液 ［用法用量］口服。一次20ml，一日3次

4. 其他措施

卧床休息、补充水分营养，对于病情较重或有脱水者应适当补液，对于过高热者通过输注冰化葡萄糖生理盐水不仅可补充水分和热量，且能迅速降温。此外，高热惊厥或谵妄者也可酌情应用镇静剂如地西泮、苯巴比妥口服或注射。

七、建议

（1）发热是诊断疾病的重要依据，在未明确诊断之前不要轻易用退热药，可在治疗病因的同时适当用药以减轻不适。

（2）孕妇、严重溃疡病及出血性疾病者禁用阿司匹林

（3）肝、肾、功能不全者慎用本类药物。

（4）过敏体质、哮喘者禁用本类药物，对吡唑酮类药物过敏者禁用安乃近。

（5）服用解热镇痛药时不能同时饮酒。

（6）体弱者、老人、小孩用药时，应仔细观察病情变化，防止出汗过多引起虚脱。

（7）不可同时用两种苯类药物，以免引起肝、肾、胃肠道等处的不良反应。

（8）建议患者详细阅读药品使用说明书，尤其是禁忌证和注意事项。

（9）物理降温，体温在38℃～39℃以上时，用冰袋或凉毛巾冷敷头部，也可用25%～30%酒精或温水擦浴。

（10）注意休息，保证睡眠，合理饮食，多喝水及果汁，吃一些高营养易消化的流质或半流质食物。

（11）按时测量体温，高热时注意让体热散发，但对于手脚发冷者，注意对其保暖。

第二节 头痛

头痛是指疲劳、紧张过后的一种表现，也可以是某些疾病及严重疾病的一种信号。多数头痛可随原发疾病的好转或痊愈而消失，无特殊的意义，但对于持续、反复发作或进行性加重的头痛应高度重视。

一、病因

（1）感染性疾病　由各种病原微生物引起的扁桃体炎、肺炎、脑膜炎、流行性感冒等。

（2）心血管疾病　如高血压。

（3）颅内占位性病变　如脑肿瘤、颅内寄生虫病

（4）颅内血管病变性疾病　如蛛网膜下腔出血、脑出血、脑血栓等

（5）颅脑损伤性疾病　常见于脑震荡、颅内血肿、脑挫伤、脑外伤后遗症等。

（6）五官疾病　如青光眼、散光、近视、鼻窦炎、中耳炎、牙龈炎牙等。

（7）神经痛疾病　如三叉神经痛、血管性头痛、神经官能症性头痛

（8）神经官能症性疾病　常见于神经衰弱及癔病性头痛。

（9）其他疾病　常见于偏头痛、低血糖、贫血、尿毒症、绝经期头痛、中毒（一氧化碳、有机磷农药、药物等）中暑等。

二、诊断提示

1. 根据发生的急缓提示

急性发作并伴有发热者一般常见于感染性疾病，急剧的头痛且持续不减而不发热并有不同程度的意识障碍者，可提示颅内血管病变性疾病，反复发作性头痛或搏动性头痛，多为神经痛疾病，缓慢发生的头痛并伴有剧烈呕吐可见于颅内占位性病变。

2. 根据部位提示

偏头痛多在右侧颞部，位置深在且较弥散的头痛，常为颅内血管病变性疾病，高血压性头痛一般多在额部或枕后部及整个头部，弥漫性的全头部头痛多由颅内外的急性感染性疾病所引起，浅在、局部性头痛，多由于五官疾病所致。

3. 根据程度与性质提示

剧烈头痛多见于偏头痛；轻中度头痛一般常见于五官疾病或颅内占位性病变；感染性疾病多为搏动样跳痛或胀痛；刺痛或电击样头痛多是神经痛。

4. 根据出现的时间与持续时间提示

头痛可呈慢性持续性并伴晨间头痛加剧多见于颅内占位性疾病；有规律的清晨或上午头痛多为鼻窦炎；神经性头痛多为短暂性；偏头痛多呈周期性反复发作，往往在上午发生可持续数小时或1~2天，妇女在月经期发作较为频繁。

三、询问病情

头痛不像发热，头痛是患者的自觉症状，而发热既是一种症状也是一种体征，所以要详细而有重点地向患者询问头痛的缓急、部位、性质、好发时间及持续时间，对于诊断是非常重要的。如可从以下几个方面询问。

（1）您是突然头痛，还是已经头痛了一段时间？您头痛的具体部位在哪里？

（2）您是轻微的头痛还是剧烈的头痛？头痛是否愈来愈频繁？

（3）您一般在什么时间头痛加重？是否有过脑外伤史？

（4）您头痛时有什么伴随的症状吗？您曾经使用过治疗头痛的药物吗？

四、治疗

（一）病因治疗

头痛的病因多种多样非常复杂，因此治疗处理方案各异。必须在诊断明确以后才能因病施治。但为了减轻头痛所带来的不适与痛苦，在不影响病因治疗的前提下，可用一些镇痛的药物以减轻头痛

（二）对症治疗

缓解疼痛的药物分为两大类，一类是解热镇痛药，对于各种轻中度疼痛及钝痛有较好的镇痛效果。另一类是镇痛药，多用于剧烈的疼痛。常用的药物有：

1. 解热镇痛药

（1）阿司匹林　镇痛作用温和、迅速，可缓解轻至中等的头痛及偏头痛。口服：成人 每次0.3~0.6g，每日3次；小儿每次5~10mg/kg。

（2）阿司匹林精氨酸盐　具有良好的解热镇痛作用，适宜于儿童使用。肌注：成人每次1g；每次小儿10~25mg，每日1~2次。

（3）对乙酰氨基酚（扑热息痛、醋氨酚）　本品为快速有效的解热镇痛药，可缓解轻中度的头痛及感冒和病毒感染引起的头痛。口服：成人每次0.5~1g，每日3~4次，每日总量不应超过2g，疗程不易超过10天。小儿6~12岁每次0.25~0.5g，每日3~4

次，6 岁以下儿童禁用。

2. 镇痛药

（1）四氢帕马丁　具有镇痛、催眠、镇静及镇吐作用，对慢性持续性疼痛效果较好，可用于一般性头痛。成人：每次口服 100 ~ 150mg，每日 2 ~ 6 次，每次皮下注射 60 ~ 100mg。

（2）克痛宁　镇痛作用缓慢持久具有不成瘾、无耐药性、无明显副作用等特点，是治疗各种慢性疼痛的一个安全有效的药物，主要用于血管性头痛、晚期癌症疼痛及各种慢性神经痛。肌注：成人第一次注入 0. 25ml，半小时后如无不良反应再注入剩余的 1. 75ml，10 天为一个疗程，2ml/d，隔 3 天可进行第 2 个疗程，一般为 1 ~ 2 疗程，第二个疗程后必要时可维持治疗，每次 2ml，每周 2 次，最大剂量不超过 6ml/d。

（3）麦角胺　能使脑动脉的过度扩张和搏动恢复正常，可减轻头痛但不能预防和根治，主要用于偏头痛、神经性头痛。口服：成人每次 1mg，皮下注射，成人每次 0. 25 ~ 0. 5mg，24h 内不超过 1mg，口服麦角胺咖啡因片时在出现先兆症状或偏头痛开始发作时立即服 2 片，如 30min 后仍不缓解者，再服 1 ~ 2 片但 24h 内不可超过 6 片，一周内不可超过 10 片。

3. 中药治疗

川芎茶调颗粒　［用法用量］口服。一次 1 袋，一日 2 次，饭后温开水或清茶送服。孕妇忌服。不宜长期服用。

芎菊上清丸　［用法用量］口服。一次 6 克，一日 2 次。

天麻钩藤颗粒　［用法用量］口服。一次 1 包，一日 3 次。开水冲服，孕妇忌用。

养血清脑颗粒　［用法用量］口服。一次 4g，一日 3 次，孕妇忌服。

正天丸　［用法用量］口服。一次 6 克，一日 2 ~ 3 次，孕妇、哺乳期妇女及肝肾功能不全者禁服

五、建议

（1）对于头痛的患者在不能确定病因之前，绝不可轻易服用镇痛药。

（2）过敏体质及哮喘患者禁用阿司匹林和阿司匹林精氨酸盐药。

（3）肝、肾功能不全、消化性溃疡及出血性疾病患者慎用阿司匹林、阿司匹林精氨酸盐及对乙酰氨基酚。

（4）孕妇、冠脉供血不足、心绞痛及肝肾疾病者禁用麦角胺。

（5）过敏体质、青光眼及高热患者禁用克痛宁，严重心、肾疾病患考及严重高血压冠心病者慎用。

（6）服用本类药物期间禁止饮酒。

（7）如果是感冒、过度劳累或心情不好等原因引起的头痛，服用一般的镇痛药即可治愈，如果不能治愈或停药后反复发作，应去医院就诊。

（8）对高热引起的头痛除了针对病因治疗外还可以使用冰袋为头部降温。

（9）如果是脑外伤引起的头痛，有时会危及生命，必须立即就诊。

（10）建议患者详细阅读药品使用说明书，尤其是禁忌证和注意事项。

第三节 咳嗽

咳嗽是机体的一种保护性反射动作，借助咳嗽将呼吸道内的异物及过多的分泌物排出体外的现象。但长期频繁的咳嗽，则会对机体产生不利的影响。如咳嗽会使呼吸道内感染扩散，剧烈的咳嗽可导致呼吸道内出血，频繁的咳嗽会影响工作与休息。

一、病因及临床表现

1. 呼吸道急慢性炎症

如感冒、支气管炎、肺炎、肺结核等。这些疾病引起呼吸道黏膜充血，水肿甚至化脓，有的产生溃疡，黏膜有大量的分泌物或渗出物，可伴有发热或咯血。

2. 呼吸道内异物

如食物、灰尘、浓烟、刺激性气体（如氯气、氨、溴化物、硝酸雾气等）及其他异物等，可有哮鸣音。

3. 过敏反应

如呼吸道接触过敏原，引起黏膜充血，水肿等。

4. 胸腔受到刺激

如胸膜炎、气胸、胸腔穿刺等，可伴有胸痛。

5. 呼吸道受压迫

呼吸道中一部分受压挤或牵引。如纵隔肿大的淋巴结、肿瘤及支气管肿瘤等，可伴有呼吸困难。

二、诊断提示

1. 根据性质提示

无痰干咳，常见于感冒、胸膜炎、支气管异物、慢性咽喉炎、喉癌、支气管肿瘤等。多痰咳嗽，常见于慢性支气管炎、支气管扩张症、肺结核等。少痰咳嗽，可出现于早期肺炎、急性支气管炎、哮喘及早期肺结核等。

2. 根据时间与规律提示

晨咳见于支气管扩张，夜间咳嗽见于肺结核、左心衰竭的患者，长期慢性咳嗽见于慢性支气管炎。突发性咳嗽常由于吸入异物或刺激性气体。阵发性咳嗽可为百日咳、支气管哮喘等疾病。

3. 根据声音的特点提示

嘶哑性咳嗽，多为声带的炎症或肿瘤的压迫所致。鸡鸣样咳嗽多见于百日咳、喉部疾患。金属声调咳嗽，常见于纵隔肿瘤、支气管癌等。无声或低声咳嗽，可见于肺气肿、声带麻痹、水肿及全身极度衰竭者。

4. 根据痰液的量及颜色提示

急性呼吸道感染时痰量较少，支气管扩张、肺脓肿、肺结核等痰量较大，黄脓痰见于呼吸道化脓性感染，铁锈色痰多为大叶性肺炎，巧克力色痰多为阿米巴性肺脓肿，粉红色泡沫痰多为急性肺水肿。

三、询问病情

弄清咳嗽的时间、性质、规律、音色等情况对诊断疾病十分重要，如可从以下几个方面询问。

（1）您是突然咳嗽还是咳嗽很长时间了?

（2）您都是什么时候咳嗽（清晨、上午、夜晚)?

（3）您咳嗽有无痰液?

（4）您咳嗽时伴随哪些症状?

四、咳嗽的治疗

（一）病因治疗

尽快确诊针对病因治疗，才能收到良好效果。如抗感染、抗过敏、抗结核、抗肿瘤、戒烟及取异物等。轻度咳嗽有利于排痰，不必使用镇咳药，但无痰而剧烈的咳嗽或有痰而过于频繁剧烈的咳嗽，引起全身不适时，如不加以控制，可促使病情恶化，还可能发展成为肺气肿、支气管扩张症及肺源性心脏病。因此除病因治疗外必须重视对症治疗。

（二）对症治疗

1. 常用的镇咳药

（1）右美沙芬（美沙芬、右甲吗喃） 为中枢性镇咳药，作用与可待因相等，但无依赖性，故应用普遍，适用于各种原因引起的干咳。口服：成人每次 10 ~ 20mg，每日 3 ~4 次。

（2）苯丙哌林（咳快好、咳福乐、二苯哌丙烷） 为中枢性及外周性双重镇咳药，本品起效快、作用强、持续时间长、无依赖性。适用于治疗各种原因引起的干咳，过敏及异物等因素引起的刺激性咳嗽。口服：成人每次 20 ~ 40mg，每日 3 次。

（3）福尔可定（吗啉吗啡） 为中枢性镇咳药，作用与可待因相似，婴儿与儿童易于耐受此药。适用于各种原因引起的剧烈咳嗽、中度咳嗽。口服：成人每次 15 ~ 30mg，每日 3 次。

（4）福米诺苯（胺酰苯吗啉） 为一新型的中枢性镇咳药，在抑制咳嗽中枢时还有兴奋呼吸中枢的作用，增加通气量，不减弱自发性咳嗽反应，不引起痰液潴留等优点，镇咳作用与可待因相近，但无依赖性。适用于儿童百日咳及其他原因引起的刺激性咳嗽，因不抑制呼吸，可用于肺气肿及肺心病患者的咳嗽。口服：成人每次 80 ~ 160g，每日 3 次。若需较长时间服用，剂量减半。

（5）喷托维林（咳必清、维静宁、托可拉斯） 兼有中枢性和外周性双重镇咳作用，适用于急性呼吸道感染引起的干咳。口服：成人每次 25mg，每日 3 ~ 4 次，糖浆：每次 10ml 每日 3 ~ 4 次，小儿 5 岁以上，每次 6. 25 ~ 12. 5mg，每日 3 ~ 4 次，糖浆：每次 5ml，每日 3 ~ 4 次。

2. 常用的祛痰药

（1）氯化铵 可使痰液稀释而起祛痰作用，适用于急性，慢性呼吸道炎症痰稠难咳出时。常与其他祛痰镇咳药组成复方制剂应用，溶液剂比片剂作用强，故应用普遍。口服：成人每次0.3～0.6g，每日3～4次；小儿每次10～15mg/kg，每日3～4次。

（2）乙酰半胱氨酸（痰易净、易咳净） 为黏痰溶解剂，适用于大量黏痰阻塞引起的呼吸困难和急慢性支气管扩张、肺炎、肺结核、肺气肿等引起的痰液黏稠、咳痰困难的患者。雾化吸入：成人用10%溶液，每次1～3ml，每日2～3次，紧急时气管内滴入，成人用5%溶液，每次1～2ml，每次小儿1ml，每日2～4次。

3. 常用的平喘药

（1）沙丁胺醇（舒喘灵、喘乐宁） 有较强的支气管扩张作用，气雾剂吸入后1～5min见效，即能解除喘息呼吸困难症状，改善肺功能。适用于各种支气管哮喘，以及支气管痉挛和肺气肿等引起的喘息和咳嗽等。口服：成人每次4～8mg，每日2次；小儿每次1～2mg，每日3次。气雾吸入：成人每次0.1～0.2mg，每日2～3次，小儿遵医嘱。

（2）氨茶碱 为茶碱和乙二胺的复盐，可增加茶碱的水溶性，具有较强的松弛支气管平滑肌的作用，故为一常用的支气管扩张药。适用于各种急慢性支气管哮喘，口服预防哮喘的发作。而静脉给药用于重哮喘及哮喘持续状态。口服：成人每次0.2g，每日3次，极量0.5g，每日1g。小儿每次4～6mg/kg，每日3次。

4. 中药治疗

通宣理肺丸 ［用法用量］口服。大蜜丸，一次9克，一日2～3次。

羚羊清肺丸 ［用法用量］口服。大蜜丸，一次1丸，一日2次。孕妇慎用。

急支糖浆 ［用法用量］口服。糖浆剂，一次20～30ml，一日3～4次。孕妇忌用。

蜜炼川贝枇杷膏［用法用量］口服。膏滋剂，一次10克，一日3次。

养阴清肺丸 ［用法用量］口服。大蜜丸，一次1丸，一日2次。孕妇、咳嗽痰多者慎用。

百合固金丸 ［用法用量］口服。大蜜丸，一次1丸，一日2次。

五、建议

（1）咳嗽是为了排出异物和痰液，所以不要随意使用镇咳药。

（2）咳嗽药主要用于无痰干咳，故其不利于痰液的咳出。故咳嗽伴有大量痰液时不宜使用咳嗽药。

（3）有精神病史、哺乳期妇女、机动车驾驶员高空作业者工作时间内禁用中枢性的镇咳药。肝肾功能不全者应慎用。

（4）消化性溃疡者、严重肝肾功能减退者禁用氯化铵，支气管哮喘者禁用乙酰半胱氨酸。

（5）口服氨茶碱后对胃肠道刺激性大，宜饭后服。

（6）感冒引起的咳嗽、咳痰，建议患者多休息，保证睡眠，多喝水及果汁。

（7）不要强行咳痰，要轻轻咳出，不要将痰咽下，应吐在废纸上，之后进行处理（如烧掉）。

（8）建议患者详细阅读药品使用说明书，尤其是禁忌证和注意事项。

（9）服用镇咳祛痰药 5 ~7 天后，症状仍未缓解者应立即就医。

第四节 胸痛

胸痛主要由胸部疾病所引起，其疼痛程度往往不反映疾病的程度。不同疾病引起的胸痛的性质及伴随症状和发生的时间不尽相同，如胸部带状疱疹可产生剧烈胸痛，而急性心肌梗死的胸痛有时并不很严重。因此，对胸痛的患者应认真检查，尽可能找到引起胸痛的原因。

一、病因及临床表现

（1）炎症　常见于肺炎、胸膜炎、支气管炎等疾病，常表现为咳嗽、咳痰及发热。

（2）内脏缺血　常见于心绞痛、急性心肌梗死、心肌病、肺梗死等。常表现为呼吸困难、面色苍白、发绀、大量出汗、血压下降。

（3）肿瘤　常见于原发性肺癌、支气管肺癌、白血病等的压迫或浸润。常表现为咯血、极度呼吸困难。

（4）其他原因　自发性气胸，表现为咳嗽或咳血或呼吸困难。食管疾病，表现为咽下困难。此外胸主动脉瘤、外伤、肋间神经痛、心脏神经官能症等，均可引起胸痛。

二、诊断提示

1. 根据发病年龄提示

青壮年的胸痛一般考虑可能有结核性胸膜炎、自发性气胸、心肌炎、风湿性心瓣膜病。40 岁以上的胸痛应该注意心绞痛、心肌梗死或支气管肿瘤。

2. 根据部位和性质提示

心绞痛、急性心肌梗死的胸痛常位于胸骨后方和心前区且向左肩和左臂内侧放射。膈下脓肿、隔胸膜炎时患侧下胸部疼痛，常向同侧的肩部及颈部放射。胸膜炎、自发性气胸一般为患侧胸痛、食管、纵隔疾病常在胸骨后疼痛、同时还可向肩部或肩胛区放射。心绞痛为压榨样痛，肋间神经痛为阵发性刀割样、触电样痛或灼痛。自发性气胸和胸膜炎多呈撕裂样痛或尖锐刺痛。而肺癌或纵隔肿瘤有极难受的胸部闷痛。

3. 根据时间及影响因素提示

心绞痛所致的胸痛时间很短，持续数分钟。休息或含服硝酸甘油片后 1 ~2min 后迅速缓解，而心肌梗死的胸痛时间很长（数小时或数日）呈持续性剧痛。休息及含服硝酸甘油片后无效。胸膜炎、气胸及肋间神经痛可因咳嗽及深呼吸时胸痛加重。食管、纵隔疾病常在吞咽食物时胸骨后疼痛加剧。

三、询问病情

（1）首先要确定患者的年龄、职业。

（2）您胸痛的具体部位在哪里？

（3）您胸痛时是否引发其他部位的疼痛？

（4）您是突然胸痛还是长时间胸痛？休息后疼痛是否缓解？

（5）您胸痛时是否有其他伴随的症状？（如咳嗽、咯血、呼吸困难、吞咽时加剧）

四、治疗

（一）对因治疗

胸痛常是某一疾病的临床表现、一般不能只做简单的对症处理、必须尽快确诊，按病因治疗。但为了减轻疼痛给患者带来的痛苦。尤其是对于一些突发性的胸痛（心绞痛），如果不及时处理，有时可危及生命。故在不影响病因的治疗情况下，还必须重视对症治疗。

（二）对症治疗

1. 阿司匹林

用于镇痛，可缓解轻中等疼痛，适用于一般肌肉、神经、胸膜等疼痛。成人口服每次0.3～0.6g，每日3次。

2. 美沙酮（美散痛、阿米酮）

其优点是依赖性较小，口服及有效镇痛作用与吗啡相仿，持续时间亦较长，可用于各种剧痛。口服：成人每次5～10mg，每日10～15mg，极量：每次10mg，每日20mg。

3. 普鲁卡因（奴佛卡因）

局部麻醉作用，也可用于局部封闭，使发炎部位的疼痛症状得到缓解。适用于肋间疼痛或外伤引起的局部疼痛的封闭。本品0.25～0.5%溶液注射于与病变有关的神经周围或病变部位。用量每次0.5～1.0g。

4. 硝酸甘油

可直接松弛血管平滑肌、使小静脉和小动脉均扩张，从而改善心肌缺血，缺氧状况。主要用于防止心绞痛，发作时应立即舌下含服。成人每次0.5～0.6mg。

5. 中药治疗

速效救心丸　［用法用量］舌下含服。滴丸，一次4～6粒，一日3次；急性发作时，一次10～15粒。应采用坐姿服药。

复方丹参滴丸　［用法用量］舌下含服。滴丸，一次10丸，一日3次。孕妇忌服。肝肾功能异常者慎用。

舒心口服液　［用法用量］口服。一次20ml，一日2次。孕妇禁用

生脉饮　［用法用量］口服液。口服，一次10ml，一日3次。热症者慎服用。

血府逐瘀口服液［用法用量］口服，一次10ml，一日2次。孕妇忌服，急性出血性疾病患者慎服。

五、建议

（1）卧床休息、采用自由体外、如为胸膜炎所致者朝患侧卧位可减轻疼痛。

（2）孕妇及哺乳期妇女、过敏体质、哮喘者禁用阿司匹林和普鲁卡因。

（3）肝肾功能不全，消化性溃疡及出血性疾病者慎用阿司匹林。

（4）孕妇及临产妇女、呼吸中枢功能不全及幼儿均禁用美沙酮。

（5）青光眼、脑血栓、脑出血、颅内压增高者禁用硝酸甘油。

（6）硝酸甘油不可吞服，一旦舌下含服时无灼烧感应弃之。

（7）若使用硝酸甘油后为缓解症状可每隔 5min 再用，但 15min 内不超过 2mg。

（8）胸膜炎或胸壁疾病引起的胸痛可以用较宽的腹带在疼痛处固定胸壁减轻呼吸时胸廓的运动度。

（9）建议患者详细阅读药品使用说明书，尤其是禁忌证和注意事项。

（10）服用药物后，症状仍未缓解者应立即就医。

第五节 呼吸困难

呼吸困难是指患者主观上感到空气不足、呼吸费力，而客观上表现为用力呼吸。严重时出现鼻翼煽动，发绀，端坐呼吸，并可出现呼吸频率、深度和节律的异常。引起呼吸困难的原因很多。正常人在情绪激动或剧烈的活动时也能发生呼吸困难，而病理情况下多见于各种类型的缺氧、代谢亢进（如发热、甲状腺功能亢进）、酸中毒（如糖尿病、尿毒症）、及中枢神经系统机能障碍（如脑血管意外、脑炎）等，患者卧床不动，常常也会出现明显的呼吸困难。

一、病因

1. 呼吸系统疾病

（1）呼吸道梗阻 如喉、气管、支气管的炎症；痉挛、异物或肿瘤等所致的狭窄或梗阻。

（2）肺部疾病 如肺炎、肺气肿、肺水肿、肺癌等。

（3）胸壁、胸廓及胸腔疾病 如胸壁发炎、胸廓畸形、胸腔大量积液、自发性气胸等。

（4）神经肌肉疾病 如急性感染性多发性神经炎、重症肌无力等。

（5）膈运动障碍性疾病 如膈麻痹、大量腹水、腹腔巨大肿瘤等。

2. 循环系统疾病

主要常见于严重心功能不全、肺栓塞、原发性肺动脉高压等。

3. 血液疾病

如重度贫血、高铁血红蛋白症。

4. 中毒性疾病

如酸中毒、尿毒症、一氧化碳中毒、吗啡类与巴比妥类药物急性中毒等。

5. 神经精神性疾病

常见于中枢神经系统病变而引起的呼吸困难。如脑出血、脑外伤、脑膜炎等。以及由于精神因素所致的呼吸困难如癔病等。

二、诊断提示

1. 根据呼吸困难的方式提示

（1）吸气性呼吸困难　患者吸气显著困难，且伴有高调的吸气性哮鸣音及干咳、严重者可出现“三凹症”。表现为胸骨上窝、锁骨上窝和肋间隙在吸气时明显凹陷。常见于喉头水肿及大支气管的狭窄或梗阻。

（2）呼气性呼吸困难　患者呼气显著费力、呼气的时间延长而缓慢、呼气时常伴有哮鸣音。一般常见于慢性阻塞性肺水肿、支气管哮喘等。

（3）混合型呼吸困难　患者在呼吸的全过程均感费力，呼吸较浅而快，常见于肺炎、严重肺结核、自发性气胸、大面积肺梗死、大量胸腔积液等。

2. 根据呼吸频率的改变提示

深而快的呼吸困难，常见于代谢性酸中毒及血液疾病；慢而浅的呼吸困难，可能是吗啡类或巴比妥类药物中毒；急性感染性疾病时，呼吸加快；癔病时患者的呼吸非常表浅，频率每分钟60～100次；神经官能症的患者有叹息样呼吸；慢而深的呼吸困难一般为重症颅脑疾病。此外急性左心功能不全的患者夜间常出现阵发性呼吸困难，而严重心功能不全者往往是运动和平卧时加重、休息和座位减轻。

三、询问病情

（1）您是突然呼吸困难还是经常性的呼吸困难？

（2）您是吸气困难还是呼气困难？

（3）您呼吸时是否有声音？身体的某些部位是否有凹陷？

（4）您呼吸的频率及深浅度是否一致？

（5）您是夜间发生还是劳累后发生呼吸困难？

（6）您呼吸困难时都有什么症状伴随？

四、治疗

（1）尽快确诊，对因治疗。如抗感染、抗过敏、抗疲劳等。

（2）保持呼吸道通畅，清除鼻咽部积物。

（3）调整体位，采取半卧位或端坐位，必要时床上设置小桌，以便患者伏桌休息，减轻呼吸困难

（4）对于心功能不全者，可给予西地兰0.2～0.4mg加入5%葡萄糖液20ml中缓慢静注。

（5）对于胸腔积液、气胸者可行穿刺抽液。

（6）呼吸中枢抑制者，可注射尼可刹米0.25～0.375g，肌注或静注。

（7）哮喘者可用氨茶碱缓解症状，必要时给予患者吸氧。

（8）中药治疗

速效救心丸　［用法用量］舌下含服。滴丸，一次4～6粒，一日3次；急性发作时，一次10～15粒。应采用坐姿服药。

复方丹参滴丸[用法用量] 舌下含服。滴丸，一次 10 丸，一日 3 次。孕妇忌服。肝肾功能异常者慎用。

小青龙合剂　[用法用量] 口服。一次 10～20ml，一日 3 次，用时摇匀。儿童、孕妇及哺乳期妇女禁用。

金水宝胶囊　[用法用量] 口服。一次 3 粒，一日 3 次，饭后服用。

固本咳喘片　[用法用量] 口服。每次 3 片，一日 3 次。由感冒及急性感染时忌服。

五、建议

（1）注意休息、室内空气保持新鲜、避免刺激性气体。温湿度要适宜。

（2）严重呼吸困难者应尽量减少活动和不必要的谈话，以减少耗氧量。

（3）当患者出现精神不振，焦虑，自感喘憋时，建议患者慢而深的呼吸以缓解症状。

第六节　发绀

发绀是指血液中的还原血红蛋白增多，致使皮肤和黏膜呈青紫色的现象。

一、病因及临床表现

1. 呼吸系统疾病

包括喉部或气管阻塞、支气管哮喘、重症慢性支气管炎和重症肺部疾病（如肺结核、肺炎、尘肺、肺气肿、肺水肿等）等。常表现为呼吸困难。

2. 循环系统疾病

（1）发绀型先天性心脏病　紫绀常伴有杵状指（趾），病人往往有手指和足趾呈鼓槌状的表现，红细胞计数显著增多。

（2）心力衰竭和休克　心功能不全所致的发绀常有明显的呼吸困难表现，甚至呈端坐呼吸。休克或弥散性血管内凝血时，除了可以出现意识障碍和全身发绀外，尚有皮肤湿冷、脉搏细数尿量减少、血压下降等周围循环衰竭的表现。

（3）局部血液循环不畅

如血栓性脉管炎、阵发性肢端动脉痉挛等，表现为肢端发绀。

3. 其他

（1）真性红细胞增多症　红细胞数量显著增多，部分血红蛋白得不到氧合的机会，还原血红蛋白多，产生紫绀，一般不伴有杵状指（趾）。

（2）化学性发绀　如苯胺、硝基苯和亚硝酸盐等中毒，产生变性血红蛋白病，引起紫绀。

二、诊断提示

1. 根据特点提示

自幼就有发绀的多数是先天性心脏病，先天性高铁血红蛋白血症等。如果和苯胺或硝基苯等接触后才出现发绀的，就可能是这些药物引起的中毒。某些人吃过大量不新鲜青菜或盐腌不久的咸菜后发生发绀的，是肠原性青紫症。反复发作的肢端发绀，多为雷诺氏病所致。

2. 根据分布提示

痉挛性血管病变所致的发绀一般呈两侧对称性分布，尤以双手手指为甚，双足或足趾较轻；风湿性心脏病二尖瓣狭窄时常以口唇和双颊部发绀明显，而特称为二尖瓣面容；先天性心脏病动脉导管未闭合并肺动脉高压引起的发绀，以下肢或躯干尤其是肢体末端尤为明显；完全性大血管错位伴有动脉导管未闭而有肺动脉高压时，头部及上肢发绀明显等。

三、中心性发绀与周围性发绀的鉴别（见表2-1）

表2-1 中心性发绀与周围性发绀的鉴别

鉴别项目	中心性发绀	周围性发绀
发绀分布	全身性	肢体末梢或下垂部位
皮肤温度	温	冷
按摩皮肤	发绀不消失	发绀消失
杵状指	常有	少见

四、询问病情

了解发绀的范围、程度和发生的时间可以帮助判定是哪些疾病所引起。

（1）确认患者是谁、年龄、职业、性别。

（2）您是否进食过咸菜或泡菜后突然出现的全身青紫？（应注意肠源性发绀）

（3）是不是在婴幼儿灌肠后出现的发绀？（应想到有无误用亚硝酸盐的可能）

（4）您是否是随月经周期出现的发绀？（为特发性阵发性高铁血红蛋白血症的特点）

（5）您是否伴有咳嗽咳痰、呼吸困难等呼吸系统症状的发绀？（应注意肺性发绀）

（6）您是否伴有心悸、乏力、下肢水肿的发绀？（可能与心功能不全有关）

（7）您的孩子是否在出生或幼年时即出现发绀？（先天性心脏病或先天性高铁血红蛋白血症可能性大）

（8）您发绀前服过哪些药品、吃过哪些食物，是否接触过含氮化合物或芳香族氨基化合物等？

（9）您的发绀常发生在什么部位？您的发绀都伴有哪些症状？

五、治疗

（一）病因治疗

除一些出现时间短暂，由于局部因素引起的发绀（如暴露在寒冷环境中）外，发绀的出现都表示身体缺氧，是病较严重的征兆。不能满足于发现与治疗发绀这一症状，而要迅速找出产生发绀的病因，及时地给予治疗。对发绀本身的治疗，可注射呼吸中枢兴奋药或支气管扩张药以提高呼吸功能。

（二）对症治疗

1. 呼吸中枢兴奋药

（1）尼可刹米（可拉明） 用于治疗严重感染或中枢抑制药中毒引起的呼吸抑制。肌注或静注：成人每次0.25～0.5g，必要时每1～2h重复1次。小儿6个月每次75mg；1岁每次125mg；4～7岁每次175mg。

（2）洛贝林（山梗菜碱） 作用较弱且短暂，但起效快，安全范围大，不易引起惊厥，用于治疗新生儿窒息和二氧化碳中毒，亦用于小儿严重感染引起的呼吸衰竭。肌注：小儿每次1～3mg。静注：成人每次3mg，缓慢注入，必要时可半小时重复1次；极量：每次6mg，每日20mg。

（3）二甲弗林（回苏灵） 能直接兴奋呼吸中枢，作用快且强，但持续时间短，用药后能增加肺换气量。适用于严重感染或药物中毒引起的呼吸抑制。肌注：成人每次8mg。

2. 支气管扩张药

（1）氨茶碱 具有较强的松弛支气管平滑肌的作用，故为一常用的支气管扩张药。适用于各种急慢性支气管哮喘，口服预防哮喘的发作。而静脉给药用于重哮喘及哮喘持续状态。口服：成人每次0.2g，每日3次，极量每次0.5g，每日1g。小儿每次4～6mg/kg，每日3次。静注：成人每次0.25～0.5g，以25%～50%葡萄糖溶液20～40ml稀释，在5～10min内缓慢注射。小儿每次2～4 mg/kg葡萄糖溶液稀释后缓慢注入。

（2）异丙肾上腺素（喘息定） 10mg舌下含用，每日3次。

3. 吸除痰液

必要时进行人工呼吸、气管插管术或气管切开术抢救。

六、建议

（1）及早发现，早期治疗

（2）保持呼吸道的畅通，使空气能够进入肺内和血红蛋白接触。

（3）给患者吸氧以促进血红蛋白的氧合。

（4）小儿高热而无呼吸衰竭时不宜应用尼可刹米。

（5）肝肾功能不全者及孕妇禁用二甲弗林；有惊厥史者慎用。

（6）建议详细阅读药品使用说明书，尤其是禁忌证和注意事项

第七节 咯血

咯血是指喉及喉部以下的呼吸道任何部位的出血经咳嗽从口腔排出。一日咯血量在100ml以内为小量咯血；咯血量在100～500ml为中等量咯血；咯血量在500ml以上为大量咯血。咯血量多少并不一定与疾病的严重程度完全一致，小量咯血，尤其是持续痰中带血。可能是肺癌的一种临床表现。因此，不仅对大量咯血要采取有效措施，进行止血及抢救，对小量咯血也要查明原因，妥善处理。

一、病因及临床表现

1. 呼吸系统疾病

常见于肺结核、肺炎、支气管扩张症、慢性支气管炎、支气管肺癌等，常伴有发热、脓痰、胸痛、呛咳等。

2. 心血管系统疾病

较常见于风湿性心脏病二尖瓣狭窄，其次是先天型心脏病所致的肺动脉高压，另有肺栓塞、肺动静脉瘘、高血压病等。

3. 全身性疾病与其他原因

血小板减少性紫癜、白血病、再生障碍性贫血，弥散性血管内凝血，流行性出血热等，常伴有皮肤黏膜出血；肺出血型钩端螺旋体病伴有黄疸。此外，胸部外伤、肺出血，肾炎综合征，氧中毒和结缔组织病等，均可发生咯血。

肺结核、风湿性心脏病二尖瓣狭窄、支气管扩张症和肺癌为咯血常见的四大病因。

二、诊断提示

1. 根据患者年龄提示

青壮年咯血常见于肺结核、支气管扩张症、二尖瓣狭窄，中年及老年人咯血且反复发作，尤其是有长期吸烟史者可怀疑是支气管肺癌，儿童慢性咳嗽伴有少量咯血与低色素贫血，可能是特发性含铁血黄素沉着症。

2. 根据咯血量提示

少量咯血或痰中带血见于慢性支气管炎、支原体肺炎，中等量咯血一般见于急性肺水肿、支气管内异物、肺结核等，大量咯血常见于空洞性肺结核、支气管扩张症和慢性肺脓肿。

3. 根据颜色和性质来提示

咯出血为鲜红色常见于肺结核、支气管扩张症、肺脓肿和出血性疾病，铁锈色血痰可见于典型的肺炎球菌性肺炎或肺吸虫病和肺泡出血，砖红色胶冻样痰可见于典型的肺炎克雷伯杆菌肺炎，二尖瓣狭窄所致的咯血多为暗红色，左心衰竭所致的咯血为浆液性粉红色泡沫痰，肺梗死引起的咯血为黏稠暗红色血痰。

三、咯血与呕血的鉴别（见表2－2）

经口腔吐出的血液并非都系咯血，咯血应与口腔、鼻腔出血或上消化道的呕血鉴别。口腔血液常与唾液相混合，检查口腔可以发现出血处，鉴别诊断一般不难。鼻腔出血时血液自前鼻孔流出，不伴有咳嗽鉴别诊断也不困难，但血液自后鼻孔沿咽壁下流，吸入呼吸道后而再咳出来易被误诊为咯血，须仔细检查鼻腔发现病变和出血点。

表 2－2 咯血与呕血的鉴别

鉴别项目	咯血	呕血
发生原因	肺结核、支气管扩张、心脏病、肺癌等	溃疡病或肝硬化等
出血前症状	喉部痒感、胸闷、咳嗽	上腹不适、恶心、呕吐
出血方式	咯出	呕出
血的颜色	鲜红色	暗红色或褐色
血内混合物	泡沫痰	食物残渣、胃液
pH 值	碱性	酸性
黑便	无（如咽下血液时可有）	有
出血后痰的变化	痰中带血	无痰

四、询问病情

（1）确认患者是谁、年龄、职业、性别。

（2）您咯血是初次还是多次，与以往有无不同?

（3）您咯血是否有疲乏无力、食欲缺乏、体重减轻、午后低热、盗汗等症状。（青壮年者应考虑肺结核）

（4）您是否有吸烟史?（中年以上的人应注意肺癌的可能性）

（5）您的咯血量是多是少、什么颜色、有无带痰?

（6）您咯血时伴有哪些症状?

五、治疗

1. 病因治疗

咯血是临床常见症状，很多疾病均可引起咯血，应进一步明确引起咯血的原发疾病，因此明确病因是急诊科医生首先要解决的问题。目前影像学检查和支气管镜检查是明确咯血病因的重要手段。咯血急诊治疗的目的是：制止出血、预防气道阻塞、维持患者的生命功能。

2. 一般疗法

（1）镇静、休息和对症治疗。

（2）中量咯血者，应定时测量血压、脉搏、呼吸。

（3）鼓励患者轻微咳嗽，将血液咯出以免滞留于呼吸道内。

（4）为防止患者用力大便，加重咯血、应保持大便通畅。

（5）对大咯血伴有休克的患者，应注意保温。

（6）对有高热患者，胸部或头部可置冰袋，有利降温止血。须注意患者早期窒息迹象的发现，做好抢救窒息的准备。

（三）对症治疗

1. 保持呼吸道通畅

大（中）量咯血时应立即体位引流尽量倒出积血，或用吸引器将喉或气管内的积血吸出，以防止血液阻塞而窒息。必要时行气管内插管。

2. 输血

大咯血出现血容量不足时，宜少量多次输新鲜血（100～200ml）以补充血容量和凝血因子。

3. 适当应用止咳、镇静剂

如用硫酸可待因，每次30mg肌注，每3～6h一次，以减少咳嗽，用地西泮以减少焦虑，每次10mg，肌注。

4. 静脉注射药物

慢性阻塞性肺疾患者用支气管扩张剂（见前）如有指征，用抗生素。

5. 止血药的应用

（1）垂体后叶素 是大咯血的常用药，垂体后叶素5～10u加入5%葡萄糖20ml静脉注射，继用10～20u加入5%葡萄糖液500ml，静脉滴注。但对高血压、冠心病及孕妇禁用。

（2）普鲁卡因 用于大量咯血不能使用垂体后叶素者。150～300mg加入5%葡萄糖500ml静脉滴注，用前需做皮试。

（3）对血液病或凝血功能障碍者，可给予维生素K、安络血、凝血酶等。

6. 中药治疗

养阴清肺丸［用法用量］口服。大蜜丸，一次1丸，一日2次。孕妇、咳嗽痰多者慎用。

百合固金丸［用法用量］口服。大蜜丸，一次1丸，一日2次。

三七胶囊［用法用量］口服。一次8粒，一日2次。孕妇忌服。

第八节 消化不良

消化不良是一种由胃动力障碍所引起的疾病，实际是所有胃部不适的总称。是临床最常见的症状，说明消化过程受到了某种原因的干扰。消化不良可以是偶然的，也可以是慢性持续的。偶然的消化不良可以由进食过饱、饮酒过量、经常服用止痛药如阿司匹林等引起。在精神紧张时进食，或进食不习惯的饮食也可引起。慢性持续性的消化不良可以是神经性的，也可以是某些器质性疾病引起，不管哪种原因，都因为胃缺乏动力，不能正常进行工作，食物在胃内停留时间过长。也包括胃蠕动不好的胃轻瘫和食管反流病。

一、病因

1. 消化性溃疡

胃和十二指肠部位的慢性炎症使食管、胃、十二指肠的正常蠕动功能失调。

2. 恶性肿瘤

3. 肝、胆道疾病及胰腺疾病

4. 精神因素

患者的精神不愉快、长期闷闷不乐、工作过于紧张、天寒受凉或突然受到猛烈的刺激等均可引起。

5. 胃轻瘫

是由糖尿病、原发性神经性厌食和胃切除术所致。

6. 老年人的消化功能减退

老年人的消化功能减退易受情绪影响，有时食物稍粗糙或生冷及食物过多过油腻时也可诱发。

7. 小儿消化不良

二、诊断提示

（一）诊断

因上腹胀，早饱，嗳气，食欲不振等引起的消化不良，可能是精神因素及老年人的消化功能减退；厌食或呕吐引起的消化不良可提示肝、胆疾病；如果因长期进食时或进食后引起消化不良并伴有上腹痛，可提示有消化性溃疡病；长期食欲不振、食后上腹饱胀或突然出现恶心、呕吐及上腹痛，可能是恶性肿瘤。

（二）小儿消化不良诊断

1. 腹泻

（1）单纯性消化不良 一天腹泻在10次以下，大便黄色或带绿色，水分不多，腹部胀气，偶有呕吐，有时发热，但不太高，患儿食欲不振但精神尚好。

（2）中毒性消化不良 中毒性消化不良患儿病情较严重，发病突然，热度较高，每天排便一般在20次左右，亦有次数更多者。大便常呈水状或呈蛋花汤状，无里急后重（下坠）感。呕吐频繁，每天可在10次以上，造成严重脱水。患儿甚至抽搐，意识消失，如不及早治疗，可造成死亡。

2. 拒食

小儿偶然有一顿食欲减退、拒食或食不香甜，不必勉强进食，而让其减食一顿。

3. 夜卧不安宁

哭啼、手心热、踢被揭衣，刚入睡时头汗多，为饮食过多积滞肠胃而产生内热，正如俗话说“若要小儿安，常带几分饥和寒”，“胃不和则夜不安”。当小儿随着年龄的增长尤其添加辅食后，要注意晚餐不能过饱。1岁左右的小儿更不要临睡前饱饮饱餐。

4. 面颊潮红

小儿积食可以表现为午后、晚上面颊潮红。积食重小儿常表现为面颊燎红，面部皮肤粗糙，环境稍热面部燎红更甚。此时可节食，少进主食，而代之以蔬菜水果，以助消化。

5. 口臭

食物积滞于胃腔，往往先发生口臭，特别是晨起口臭口酸为食物停滞的表现。

三、询问病情

（1）确认患者是谁、年龄、职业、性别。

（2）您是否经常上腹痛、早饱、餐后上腹胀？（可能是功能性消化不良）

（3）您消化不良时是否有持续反复发作的上腹部绞痛史？（一般是胆囊炎和胆石症）

（4）您消化不良时是否有恶心、呕吐、消瘦、乏力、贫血等现象？（提示恶性肿瘤）

（5）您是否有糖尿病、结缔组织病、有过腹部手术史？

（6）您是否去医院做过检查？

四、治疗

（一）对因治疗

确诊引起消化不良的病因，改善消化功能，有助于病因的治疗及消除暂时的不适，在治

疗病因的同时，主要是对症治疗，可以应用助消化药治疗。

（二）对症治疗

1. 一般治疗

建立良好的生活习惯，避免烟、酒及服用非甾体抗炎药，避免食用诱发症状的食物，注意根据患者不同特点进行心理治疗。失眠、焦虑者可适当给予镇静药。

2. 药物治疗

（1）法莫替丁　抑制胃酸分泌药，一般用于以上腹痛为主要症状的消化性溃疡患者引起的消化不良。成人：每次口服20mg，每日2次，早、晚餐后服用。

（2）奥美拉唑　抑制胃酸分泌药，主要用于对其他药物无效的消化性溃疡患者引起的消化不良。成人：口服每次20～40mg，每日1次，2～4周为一个疗程。

（3）多潘立酮（吗丁啉）　促胃肠动力药，一般适用于上腹胀、早饱、嗳气、恶心、呕吐为主要症状患者。口服：成人每次10～20mg，每日3～4次，小儿每次0.3mg/kg，每日3～4次。肌注：成人每次10mg，每日1～2次

（4）西沙必利（普瑞博思、优尼必利）　促胃肠动力药，主要用于治疗胃肠运动障碍性疾病，如反流性食管炎、慢性功能性和非溃疡性消化不良等。口服：成人5～10mg，每日3次，均在餐前15～30min服用，疗程2～8周。

（5）乳酶生　消化酶类药，用于消化不良、腹胀及小儿消化不良性腹泻。口服：成人每次0.3～0.9g，每日3次，饭前服；小儿2～5岁，每次0.2～0.5g，每日3次；5岁以上每次0.3～0.6g，每日3次。

（6）抗幽门螺杆菌药　对有幽门螺杆菌感染的患者，在治疗消化性溃疡的方案中配伍应用抗菌类药物，如甲硝唑、氨苄西林等。

（7）抗抑郁药　上述治疗疗效欠佳而伴随精神症状明显者可试用，阿米替林、帕罗西汀等，宜从小剂量开始，注意药物的不良反应。

3. 中药治疗

健胃消食片　［用法用量］口服。一次4～6片，一日3次。可以咀嚼服用，孕妇慎用。

舒肝片　［用法用量］口服。一次4片，一日2次。

人参健脾丸　［用法用量］口服。一次2丸，一日2次。感冒患者不宜服用。

五、建议

（1）助消化药在使用时必须注意消化不良的病因，慢性器质性疾病引起的消化不良必须

在用助消化药的同时治疗病因。

（2）西沙必利禁用于有上消化道出血、机械性肠梗阻患者及对本品过敏者。

（3）孕妇、小儿、有药物过敏史、肝肾功能不全者慎用法莫替丁。

（4）孕妇、哺乳期妇女及婴幼儿禁用奥美拉唑。

（5）乳酶生不宜与抗菌药或吸附药合用，以免影响疗效。

（6）建议患者详细阅读药品使用说明书，尤其是禁忌证和注意事项。

（7）生活要规律，作好自我心理调理，消除思想顾虑，注意控制情绪，心胸宽阔。

（8）到医院去检查一下，看胃不舒服是否是由糖尿病或甲状腺功能低下所致。

第九节　呕吐

呕吐是指胃或部分小肠的内容物，通过食管的逆流自口腔排出体外的过程。患者在呕吐之前一般有恶心的症状，恶心一般发生在呕吐之前。患者常有上腹部的不适感，并伴有头晕，流涕，脉搏缓慢，血压降低等症状。呕吐对于机体来说起到保护性作用，但频繁而剧烈的呕吐可造成水、电解质及酸碱平衡失调，甚至营养障碍等。恶心和呕吐可单独出现，也可先后发生。

一、病因及临床表现

（1）中枢神经系统疾病　如脑血管病、脑肿瘤、颅脑外伤、脑炎、脑出血等。常伴有意识障碍。

（2）药物或化学毒物的作用　如洋地黄类药物、吗啡、某些抗癌药物及抗生素类的药物。

（3）消化系统疾病　如食物中毒、急性胃肠炎、胰腺炎等可有腹泻；急性黄疸性肝炎及胆道感染疾病（胆囊炎、胆石症）等常伴有黄疸。

（4）心血管疾病　如急性心肌梗死、心功能不全等。

（5）内分泌和代谢障碍疾病　如糖尿病酮症酸中毒、尿毒症等。

（6）其他疾病　如晕动病、梅尼埃病、急性迷路炎，常表现为眩晕、眼球震颤。青光眼侧为剧烈的头痛。肾绞痛、胃神经官能症、癔病等均可引起呕吐。

二、诊断提示

1. 根据呕吐特点提示

因进食、饮酒、服用药物引起的呕吐，常有恶心、呕吐后会感觉轻松。喷射性呕吐常见于颅内疾病，常无恶心，呕吐后也不觉轻松。反射性呕吐一般先有明显恶心继而呕吐，常见于消化系统疾病。神经性呕吐一般与精神因素有关，患者稍感恶心、呕吐毫不费力、

往往进食后立刻发生。

2. 根据呕吐时间提示

单纯晨起呕吐，可能是妊娠，但晨间呕吐也见于尿毒症和慢性酸中毒。食后即吐，常见于胃肠道炎症或痉挛性病变。食后数小时或夜间呕吐，可能是幽门梗阻。

3. 根据年龄和性别提示

小儿呕吐常提示为先天性幽门梗阻，青壮年呕吐常见于急性胃炎、阑尾炎、梗阻等，青年妇女不明原因呕吐可能是妊娠反应，老年人呕吐应注意胃癌及胃肠道功能紊乱。

4. 根据呕吐物的性质提示

有腐酵气味的呕吐物，常见于幽门梗阻。带血的呕吐物常提示消化性溃疡、食管静脉曲张、胃癌等。黄色味若胆汁的呕吐物，常见于胆道疾病及十二指肠梗阻等。有恶臭味的呕吐物，见于小肠梗阻或麻痹性肠梗阻等。

三、询问病情

(1) 确认患者的年龄、性别、职业。

(2) 您一般是在什么时间呕吐？呕吐前是否有恶心？呕吐后是否自感轻松？

(3) 您呕吐物中是否有异样的气味？

(4) 您是在进食后立即呕吐或服用某些药物后呕吐吗？您呕吐时是呈喷射状吗？

(5) 您是在乘车、乘船、乘飞机时发生呕吐吗？

(6) 您呕吐时都有哪些伴随的症状？（剧烈头痛、呕吐物中带血、腹泻、黄疸等）。

四、治疗

（一）对因治疗

引起呕吐的病因十分广泛，只有认真寻找病因，才能根治。但频繁而剧烈的呕吐会危及生命，所以为控制症状，防治并发症，对某些患者可酌情应用止呕药物以缓解不适。常用的止呕药有以下几种。

（二）对症治疗

1. 多潘立酮（吗丁啉）

用于各种原因引起的恶心、呕吐、疗效良好。口服：成人每次 10～20mg，每日 3～4 次，必要时剂量可加倍；小儿每次 0.3mg/kg，每日 3～4 次。肌注：成人每次 10mg，每日 1～2 次。

2. 氯丙嗪

用于治疗药物（如洋地黄、抗癌药、哌替啶等）、放射病、癌症、尿毒症、妊娠等引起的呕吐。口服：成人每次 12.5～50mg，每日 3 次，肌注：成人每次 25～50mg。

3. 茶苯海明（晕海宁、乘晕宁）

用于防止晕动病、妊娠呕吐、放射性呕吐、眩晕等。口服：成人 25～50mg/次，一日 2～3 次；小儿每次 0.5～1.0mg/kg，每日 1～3 次。

4. 地芬尼多（眩晕停）

用于各种原因引起的眩晕症状及各种原因引起的恶心、呕吐和晕动病。口服：成人每次 25～50mg，每日 3 次，肌注：每次成人 10～20mg。

5. 中药治疗

霍香正气胶囊 ［用法用量］口服。一次 4 粒，一日 2 次。对本品有过敏者禁用。

保济口服液 ［用法用量］口服，一次 20ml，一日 3 次。孕妇忌服。

舒肝和胃口服液 ［用法用量］口服，一次 10ml，一日 2 次。孕妇慎服。

五、建议

（1）在病因未查明前，不宜使用止吐药，以防掩盖病情造成误诊。

（2）驾驶员及高空作业者在工作时禁用茶苯海明。

（3）严重肾功能障碍者禁用地芬尼多、青光眼、胃肠道、泌尿生殖道阻塞者应慎用。

（4）氯丙嗪对局部有较强的刺激作用，故不能皮下注射，有意识障碍和肝功能不全者禁用。尿毒症、心血管疾病及有癫痫史者应慎用，不可与巴比妥类、四环素类、维生素 C 和碳酸氢钠配伍。

（5）建议患者详细阅读药品使用说明书、尤其是禁忌证和注意事项。

第十节 腹痛

腹痛是指由于各种原因引起的腹腔内外脏器的病变，而表现为腹部的疼痛。腹痛是临床上最为常见的症状之一，由于原因非常复杂，故在诊断时需要详细询问患者病史和体格检查，有时尚须进行剖腹探查，才能明确诊断。腹痛可分为急性与慢性两类。

一、病因

1. 急性腹痛常见病因

（1）腹腔脏器急性炎症 如急性胃肠炎、急性胆囊炎、急性胰腺炎、急性阑尾炎等。

（2）腹膜急性炎症 如急性胃肠穿孔所致的急性弥漫性腹膜炎。

（3）腹腔脏器破裂或急性扭转 如卵巢、胆囊、肠系膜、大网膜等急性扭转、肝、脾、急性破裂、宫外孕引起的破裂。

（4）腹腔脏器扩张或梗阻 如急性胃扩张、急性肠梗阻、肠道蛔虫病、泌尿系结石、胆石症等的发作。

（5）腹腔内血管疾病 如肠系膜动脉栓塞、脾栓塞、门静脉血栓栓塞、夹层主动脉腹部动脉瘤等。

（6）腹外疾病引起的腹部牵涉痛 如肺炎、肺梗死、急性心肌梗死、急性心包炎等，疼痛可放射到腹部。

（7）中毒、代谢障碍及某些全身心疾病 如糖尿病酮症酸中毒、尿毒症、铅中毒、腹型过敏性紫癜、急性血卟啉病等所致的急性腹痛。

2. 慢性腹痛常见病因

（1）腹腔脏器慢性病变 如消化性溃疡、胃肠道、胆囊、胰腺等慢性炎症及肠道寄生虫病。

（2）腹腔内肿瘤　如肝癌、胃癌、胰腺癌、肠癌等。

（3）精神神经因素　如胃神经官能症、腹型癫痫等。

二、诊断提示

1. 根据部位提示

不管是急性腹痛还是慢性腹痛，一般来说，起病时最先疼痛和疼痛最明显的部位，往往是病变所致部位。胃疼一般是在中上腹，肝胆病变的疼痛常位于右上腹部，小肠疼痛常位于脐周，急性阑尾炎的疼痛位于右下腹部的麦氏或麦克伯尼点，结肠及急性盆腔炎的疼痛位于下腹部。

2. 根据特点提示

消化性溃疡常呈慢性周期性、节律性的灼烧样隐痛或钝痛。胃、十二指肠急性穿孔的疼痛常呈突然发生的全腹部持续性刀割样的剧痛。胆石症及泌尿道结石发作时的疼痛为绞痛。胆道蛔虫病时呈现剑突下钻顶样疼痛，持续数分钟后缓解，间隔一定时间后再度发作，疼痛为阵发性，没有固定点。停经6周左右，突然下腹部痛伴阴道出血者，要考虑宫外孕。

3. 根据放射部位提示

胆囊炎及胆石症的腹痛，可向右肩背部放射而引起此部位的疼痛。急性胰腺炎的腹痛则引起左腰背部的疼痛，而输尿管结石绞痛是向会阴部或大腿内侧放射。

4. 根据伴随症状提示

（1）腹痛伴有发热　提示为急性胆道感染、腹腔脏器炎症或脓肿及恶性肿瘤。

（2）腹痛伴有腹泻　提示为肠道感染，常见于急性胃肠炎、细菌性食物中毒、慢性肠道炎症及肝胰疾病等。

（3）腹痛伴有呕吐　提示为上消化道疾病，常见于幽门梗阻、胃癌等。

（4）腹痛伴有黄疸　提示为胆道疾病，常见于胆囊炎、胆石症等。

（5）腹痛伴有便血　可能是肠套叠、溃疡性肠炎、肠结核、慢性细菌性痢疾及肠系膜血栓形成等。

（6）腹痛伴有血尿　提示为泌尿系统疾病。常见于急性肾衰竭、肾炎、肾、输尿管及膀胱结石、泌尿系结核良恶性肿瘤等。

（7）腹痛伴有休克　多为内脏破裂出血、胃肠道穿孔并发腹膜炎、急性梗阻性化脓性胆管炎及绞窄性肠梗阻等。

三、询问病情

（1）确认患者的年龄、性别、职业。

（2）您的腹痛是突然发生还是缓慢发生？是间断性疼痛还是持续性逐渐加重的疼痛？

（3）您的腹痛一般都是在什么时间出现？与饮食有关吗？

（4）您有哪些慢性病史吗？（糖尿病、尿毒症）

（5）您的腹部受过外力撞击吗？（外伤引起）

（6）您腹痛时都伴有哪些症状？（如腹泻、呕吐、黄疸、发热、排尿困难、肩部或腰

背部疼痛等）

四、治疗

（一）病因治疗

由于引起腹痛的原因非常广泛而复杂，而人体的腹腔里有很多重要器官，腹痛时到底是哪个器官出了毛病，并不清楚。如果盲目过早地服用止痛药物，虽然可以暂时缓解疼痛，但由于服用止痛药后掩盖了疼痛的部位和性质，不利于观察病情和判断患病部位，不利于正确诊断和及时治疗。另外，服用止痛药后让病人暂时感觉不痛了，可实际上腹腔内的疾病可能在进一步恶化，如宫外孕发生大出血、阑尾炎继发坏死和穿孔．这种暂时的止痛会掩盖真实的病情，会使病症发展加重，甚至还会危及生命。因此，患者出现腹痛时，不可盲目滥服止痛药，要尽快去医院请医生查明病因，对因治疗，以免发生误诊或贻误宝贵的抢救时机。

（二）对症治疗

如果病因明确的胃肠炎、溃疡病引起的腹痛可适当应用止痛药。常用的止痛药有：

1. 颠茄

能解除胃肠道平滑肌痉挛，用于轻度胃肠绞痛、溃疡病、急性胃炎、恶心、呕吐等。复方颠茄片：口服，成人每次 1 ~2 片，每日 3 次，小儿 5 岁以上每次半片，每日 3 次。

2. 溴丙胺太林（普鲁本辛）

可选择性缓解胃肠道平滑肌痉挛，作用较强且持久。主要用于胃、十二指肠溃疡引起的疼痛。口服：每次成人 15mg，每日 3 次，小儿每日 2mg/kg，分 3 ~4 次。

3. 阿托品

可解除多种平滑肌痉挛，其中对胃肠道平滑肌的解痉作用最强，输尿管及胆道等次之，主要用于缓解胃肠道痉挛、肾绞痛、幽门痉挛及尿频、尿急等膀胱刺激症状。口服：成人每次 0. 3 ~0. 5mg，每日 3 ~4 次，小儿每次 0. 01mg/kg，饭前服。

4. 中药治疗

附子理中丸［用法用量］口服。大蜜丸，一次 1 丸，一日 2 次。孕妇慎服。

温胃舒［用法用量］口服。颗粒剂，一次 10 –20g，一日 2 次，开水冲服。胃大出血时忌用。孕妇忌服。

舒肝和胃口服液［用法用量］口服，一次 10ml，一日 2 次。孕妇慎服。

木香顺气丸［用法用量］口服，一次 6 ~9g，一日 2 ~3 次。孕妇忌服。

五、建议

（1）在病因不明时尽量不用止痛药，以免干扰疼痛的性质而误诊。

（2）观察腹痛的性质，部位，发作时间，伴随症状，尽快查明病医。病因不明时切忌盲目热敷或冷敷腹部。

（3）让病人两腿屈曲侧卧，以减轻腹肌紧张度、减轻疼痛。腹膜炎以半坐位为好。

（4）本类药物服用后可有口干、面红、视物模糊等不良反应。哺乳期妇女、青光眼、前列腺肥大者禁用。

（5）消化系统病引起的腹痛，饮食治疗很重要。溃疡病、胃炎的饮食要容易消化，较细软；胰腺炎要给予低脂低蛋白的清淡饮食，急性期还需要禁食。要根据病情决定饮食治疗的方向，

适当的饮食治疗会使腹痛减轻。

（6）精神要放松，保持乐观主义态度，注意休息，减少胃肠神经官能症引起的腹痛。

（7）寄生虫病引起的腹痛要给予驱虫治疗，例如肠虫清、左旋咪唑、阿的平、驱蛔灵等。

（8）建议患者详细阅读药品使用说明书、尤其是禁忌证和注意事项。

第十一节 腹泻

腹泻是指肠蠕动增快而引起排便次数增多，水分增加，大便稀薄或带有脓血、黏液等异常成分，常伴有长鸣音或腹痛。人们一般都认为腹泻不是病，只不过是因为着凉，饮食不洁，或是其他不明原因，吃点止泻药就可以了，其实不然。频繁而长期的腹泻能引起营养不良、维生素缺乏、贫血、机体抵抗力下降，还会丢失大量的电解质，如果丢失超过一定限度就会造成电解质紊乱危及生命。

一、病因

腹泻可分为急性腹泻和慢性腹泻，病程超过 2 个月者为慢性腹泻

1. 急性腹泻

常见于饮食不当、急性肠道感染、细菌性食物中毒、非细菌性食物中毒、急性全身性感染、变态反应性肠炎、化学毒物及药物等。

2. 慢性腹泻

常见于慢性细菌性痢疾，肠道寄生虫病、肠结核、肠癌、慢性萎缩性胃炎、慢性胰腺炎、胰腺癌、神经功能性腹泻等。

二、诊断提示

1. 根据规律提示

频繁腹泻，每次达数十次或更多，可能是急性细菌性痢疾，食物中毒，霍乱等。腹泻次数在十次以下，常见于慢性细菌性痢疾、结肠癌。饭后即有腹泻、提示有肠结核。腹泻和便秘呈交替性出现，提示有肠结核、结肠癌、糖尿病及变态反应性肠炎等疾病。

2. 根据特点提示

急性细菌性痢疾、阿米巴痢疾、霍乱等常发生于夏秋季。血吸虫病有严格的地区性和与疫水接触等，念珠菌性肠炎，常见于长期应用抗生素或糖皮质激素者，变态反应性肠炎常见于食用虾、蟹。

3. 根据粪便性状提示

粪便稀薄或水样，伴有未消化的食物残渣，常见于细菌性食物中毒，急性肠炎，霍乱

等。粪便呈水或洗肉水样，常见于急性坏死性肠炎，黏液血便或脓血便常见于细菌性痢疾，慢性溃疡性结肠炎、结肠癌、结肠血吸虫病等。粪便呈暗红色果酱样，常见于阿米巴痢疾。伤寒者的粪便呈稀糊状。胰腺疾病的粪便呈泡沫状、常有大量脂肪、量多而奇臭。

4. 根据伴随症状提示

（1）伴有发热　常提示为急性细菌性痢疾、伤寒、副伤寒、急性血吸虫病等

（2）伴有里急后重　常提示有急性细菌性痢疾、直肠癌等。

（3）伴有体重明显减轻　提示为消化系统恶性肿瘤、吸收不良综合征等。

（4）伴有重度脱水　常见于霍乱、细菌性食物中毒、尿毒症等。

（5）伴有腹部包块　排除粪块后可提示有胃肠恶性肿瘤，妇女应考虑卵巢肿瘤。

三、询问病情

（1）确认患者的年龄、性别、职业。

（2）您是突然腹泻还是腹泻了一定的时间？您腹泻的次数是多少？

（3）您是不是吃了某些易腹泻的食物或不洁的食物？

（4）您腹泻是否用过某些药物？（如利血平、洋地黄类药物）

（5）您腹泻的便是什么性状？有无黏液及脓血便？

（6）您腹泻伴有发热吗？

四、治疗

（一）病因治疗

1. 肠道感染引起的腹泻

必需抗感染治疗，如复方新诺明、氟哌酸（诺氟沙星）、环丙氟哌酸（环丙沙星）、氟嗪酸（氧氟沙星）对菌痢，沙门菌或产毒性大肠杆菌，螺杆菌感染有效，甲硝唑对溶组织阿米巴、梨形鞭毛虫感染有效。因此，这数种药物常用于急性感染性腹泻，包括预防和治疗所谓旅行者腹泻。

2. 高渗性腹泻

治疗原则是停食或停用造成高渗的食物或药物。

3. 分泌性腹泻

易致严重脱水和电解质丢失，除消除病因外，还应积极口服和静脉补充盐类及葡萄糖溶液纠正脱水。

（二）对症治疗

选择药物时，应避免成瘾性药物，必要时也只能短暂使用。病因治疗是主要的，凡病因不明者，尽管经对症治疗后症状已有好转，绝不可放松或取消应有的检查步骤，对尚未排除恶性疾病的患者尤其重要。

1. 止泻药

常用的有活性炭、鞣酸蛋白、次碳酸铋、氢氧化铝凝胶等，每日 3 ~ 4 次。不良反应有长期使用可引起便秘。

2. 复方樟脑酊（3～5ml）和可待因（0.03g）

每日2～3次。因久用可成瘾，故只短期适用于腹泻过频的患者。

3. 复方苯乙哌啶

每片含苯乙哌啶2.5mg和阿托品0.025mg，每次1～2片，每日2～4，此药有加强中枢抑制的作用，不宜与巴比妥类、阿片类药物合用。

4. 氯苯哌酰胺（洛派丁胺）

本品药效较复方苯乙哌啶更强且持久，不含阿托品，较少中枢反应。初服4mg，以后调整剂量至大便次数减至每日1～2次，日量不宜超过8mg。

5. 解痉止痛剂

可选用阿托品、普鲁本辛、山莨菪碱、普鲁卡因等药。

6. 镇静药

可选用地西泮、利眠宁、苯巴比妥类药物。

7. 中药治疗

香连丸　［用法用量］浓缩丸。口服，一次6～12丸，一日2～3次。孕妇慎服。

葛根芩连片　［用法用量］口服。一次3～4片，一日3次。孕妇及小儿慎服。

附子理中丸　［用法用量］口服。大蜜丸，一次1丸，一日2次。孕妇慎服。

固本益肠片　［用法用量］口服。一次8片，一日3次。

五、建议

（1）急性腹泻患者应卧床休息，注意观察脉搏、血压防止脱水发生。

（2）忌食辛辣、生冷、油腻食物，以清淡为宜，适当的多饮些开水，以补充体液。

（3）若腹泻次数多，肛门不适者，可给予1：5000高锰酸钾坐浴，必要时在肛门周围涂少量油剂保护。

（4）养成良好的卫生习惯，加强锻炼，提高抗病能力。

（5）避免在夏季及小儿有病时断奶。

（6）建议患者详细阅读药品使用说明书、尤其是禁忌证和注意事项。

第十二节　呕血

呕血是指上消化道（包括食管、胃、十二指肠、胰腺、胆道以及胃空肠吻合术后之空肠）的急性出血经呕吐排出体外。

一、病因

呕血的病因主要有两个方面，一是消化道方面，二是全身性疾病。

1. 上消化道疾病

（1）食管疾病　如食管静脉曲张破裂、食管癌、食管裂孔疝、食管损伤等。

（2）胃十二指肠溃疡。

（3）肝脏疾病　如肝硬化后期所致食管胃底静脉曲张破裂出血。

（4）胆、胰疾病。

2. 全身性疾病

（1）感染 如败血症、流行性出血热、钩端螺旋体病、重症肝炎等。

（2）血液病。

（3）尿毒症、抗凝剂治疗过量。

二、诊断提示

1. 食管胃底静脉曲张破裂出血

患者有肝炎、血吸虫病或者长期酗酒的病史；体征上可出现蜘蛛痣、肝掌、腹壁静脉曲张、脾肿大和腹水；此次呕血前无腹痛，呕血量较大且色鲜红。

2. 胃十二指肠溃疡出血

患者有长期的溃疡病史，呕血色泽为咖啡色并伴有胃内容物。

3. 食管贲门黏膜撕裂症

在呕血前有剧烈呕吐。

4. 胃黏膜损伤性出血

有长期或大量服用非甾体类消炎药、糖皮质激素、酗酒史。

5. 胆道出血

常在寒战、高热并伴右上腹阵发性绞痛后呕血，有时还出现黄疸，胆囊肿大。既往可有胆道蛔虫、胆结石或胆囊炎病史。

三、治疗

在遇到呕血患者时，尤其是呕血量较大者，迅速止血是第一要务。同时应针对病因做积极治疗。

（一）一般处理

首先检查生命指征（呼吸、脉搏、血压、体温）了解出血量；患者出现呕血尤其是出血量较大时，大多较为紧张甚至恐惧，可给予地西泮10mg肌内注射或10%水合氯醛10～15ml灌肠，肝病患者忌用吗啡及巴比妥类药物；保持呼吸道通畅，以防止窒息；一般不需要禁食，因胃内空虚，反而不利于止血，但严重出血者禁食。

（二）对症处理

1. 对失血量较多者，应迅速补充血容量

当收缩压降至10.7kPa（80mmHg）以下、血红蛋白<70g/L、脉搏>120次/分钟时，应迅速输入足够的全血，肝硬化患者应给予新鲜血液。同时给予低分子右旋糖酐、生理盐水。

2. 止血

（1）食管胃底静脉曲张破裂出血的止血措施有：①三腔二囊管压迫止血；②垂体后叶素20U+5%葡萄糖液200ml，20min内滴完，必要时在4h后重复。垂体后叶素还可增加肠道蠕动，促进肠腔积血排出。但对高血压、冠心病及孕妇禁用；③内窥镜直视下止血或激光电凝止血；④手术止血。

（2）胃十二指肠溃疡出血的止血措施有：①去甲肾上腺素4～6mg加入100ml冰盐水中分次口服或由胃管灌入，但禁用于高血压、严重心脏病、甲亢、晚期妊娠等；②甲氰咪呱400～600mg加入葡萄糖液中缓慢静滴。

（3）对因血液病或者肝硬化所致凝血功能障碍者，可给予维生素K、安络血、凝血酶等。

3. 中药治疗

人参归脾丸 ［用法用量］口服。一次1丸，一日2次。感冒患者忌服。宜饭前服用。

三七胶囊 ［用法用量］口服。一次8粒，一日2次。孕妇忌服。

云南白药胶囊［用法用量］口服。一次1粒，一日2次。孕妇禁用。

（三）病因治疗

待生命指征平稳，无继续出血时，应积极针对病因治疗。

四、提示

（一）出血量的估计

（1）大便潜血试验阳性者，预示出血量>5ml/d；

（2）出现柏油样便，预示出血量>60ml/d；

（3）出现呕血时，预示出血量>250ml；

（4）出现全身症状，如头晕、出汗、乏力、心悸等，预示出血量>500ml；

（5）出现循环衰竭症状，如收缩压低于80mmHg、血红蛋白<70g/L、脉搏>120次/分钟时，预示出血量>1000ml或全血量的20%。

（二）判断出血是否停止

经数小时治疗后，48h内无新的呕血，且生命指征平稳，一般认为是出血停止。若仍有呕血或者黑便次数增多且色暗红，并伴有肠鸣音亢进者；或者周围循环衰竭者经输血补液后症状仍无改善者，为继续出血。往往第一次出血量大者、肝硬化所致的食管胃静脉曲张出血者以及老年患者易再出血。

第十三节 便血

消化道出血经肛门排出体外，称之为便血。便血可有三种形式，即隐血便、柏油样便和鲜血便。这三种形式与出血部位、出血量的多少、血在肠道停留时间的长短有关。出血部位低、出血量大、在肠道停留时间愈短，便血的颜色愈鲜红。

一、病因及临床表现

1. 隐血便

所谓隐血便是肉眼不能发现，只能在化验大便隐血试验（也称潜血试验）阳性时才知道消化道的出血。一般常为消化道小量出血所致，多见于以下疾病：

（1）消化道溃疡性出血 消化道溃疡性出血量＞5ml/d，隐血试验呈阳性。一般出血者均有长期的溃疡病史，隐血试验阳性与病情呈正相关。

（2）钩虫病性出血 患者多有皮炎、上腹部不适、隐痛、贫血，有些有异食癖，粪便涂片可找到钩虫卵。此隐血试验常呈持续性阳性。

（3）胃癌 多发生于中年，上腹痛病程短而无节律性，抗溃疡药物治疗效果不佳，且隐血试验呈持续性阳性。

2. 柏油样便

柏油样便的产生原因是血红蛋白在肠道内与硫化物结合成硫化铁，致使便色而发亮，外观似柏油。

（1）上消化道出血 胃溃疡、胃癌、肝硬化等致上消化道出血，出血量在60ml以上者。

（2）下消化道出血 下消化道出血后在肠道停留时间长，也可以出现柏油样便。

（3）食物和药物影响 食用动物血液制品、铁制剂时，粪便也会呈柏油样。服用铋制剂、中草药时，粪便呈无光泽的灰黑色。

3. 鲜血便

鲜血便一般来自回盲下端至肛门之间的炎症、息肉、肿瘤、痔或肛裂的出血。

（1）痔、肛裂 痔又可分为外痔、内痔、混合痔。其中外痔、肛裂的出血伴有剧烈的疼痛，而内痔出血一般无疼痛，且出血量常常大于外痔。

（2）直肠癌、直肠息肉 无疼性出血，出血量不多，鲜血常附着在粪便的表面，有时可伴有黏液或者脓血。粪便的形状可因为肿瘤或息肉的挤压而发生改变，如变细或者一侧有沟。

（3）结肠癌、结肠息肉 由于病变部位靠上，出血常与粪便混合，所以便血多呈暗红色，出血量大时也可呈鲜红色。

（4）细菌性痢疾 该病症状典型：有不洁进食史，好发于夏秋季节，伴有腹痛、发热，多为脓血便，且每天排便次数多达十数次，排便时里急后重、下坠感。

（5）阿米巴痢疾 是由阿米巴原虫引起的肠道传染病，大便呈果酱样。大便检查可查到阿米巴滋养体或包囊。

（6）非特异性溃疡性结肠炎 其症状与细菌性痢疾相似，唯病程较长，需做肠镜确诊。

（7）急性传染病 伤寒、副伤寒、斑疹伤寒、流行性出血热、钩端螺旋体病、急性血吸虫病等均可出现便血，但其症状与上述疾病差异较大，往往出血并非其主要症状，且一般伴有发热、皮疹和皮肤黏膜出血等临床特点。

（8）血液病 白血病、再生障碍性贫血、血友病、DIC、各型紫癜等均可引起便血。其特点是出血量多少不一，多呈鲜红或紫红色，患者常伴有其他器官的出血现象。

二、治疗

对因下消化道出血引起的便血，在给予止血的同时，更应主要针对病因治疗。止血措施及用药可参考呕血的治疗。另有中药可选择：云南白药胶囊［用法用量］口服。一次1粒，一日2次。孕妇禁用。地榆槐角丸［用法用量］口服。一次1丸，一日2次。孕妇忌用。人参归脾丸［用法用量］口服。一次1丸，一日2次。感冒患者忌服。宜饭前服用。

第十四节 黄疸

所谓黄疸是指当血液中胆红素 >34μmol/L（2mg/dl）时，从而使皮肤、黏膜（巩膜）及某些体液发黄的临床症状。

胆红素主要来源于衰老红细胞中血红蛋白的分解，约占70%～80%，其他则来自非血红蛋白（如肌红蛋白、细胞色素、过氧化氢酶和过氧化物酶等）的含铁卟啉化合物的分解。正常成人每天约生成250～350mg胆红素。胆红素主要通过肝脏的代谢后以结合胆红素的形式和胆汁经肠道排出体外。结合胆红素排入肠道后，经肠道细菌的作用被逐步还原为胆素原、粪胆素原和尿胆素原，统称为胆素原族。这些无色的胆素原族被空气分别氧化为黄色的尿胆素和粪胆素，这就是粪便颜色的来源。正常情况下，约有10%～20%胆素原被肠黏膜细胞重吸收，再经门静脉入肝，通过体循环后随尿排出，这就是尿颜色的来源。

一、病因

1. 各种溶血性疾病、输入较多的库存血、大量出血后又经组织吸收等。

2. 肝脏疾病

各种肝炎、肝硬化、药物性毛细胆管功能障碍。

3. 肝内胆道阻塞

原发性胆汁性肝硬化、特发性胆汁淤积、妊娠黄疸。

4. 肝外胆道阻塞

肝总管结石、狭窄、肿瘤、寄生虫、炎症；慢性胰腺炎、胰腺癌。

二、治疗

1. 病因治疗

2. 对症处理

（1）溶血性黄疸

纠正和阻断溶血，预防急性肾功能衰竭；对贫血者紧急输血。

（2）肝细胞性黄疸

维生素B、C加入10%葡萄糖液500～1000ml/d中静脉点滴，必要时加入适量的钾和胰岛素。对重症肝炎引起的肝细胞性黄疸可静注氢化考的松200～300mg/d或地塞米松10～15mg/d。

（3）阻塞性黄疸

停用损肝药物，肝外阻塞者注射维生素K。瘙痒者可使用少量抗组胺药物，外用炉甘石洗剂。肝内阻塞者，可服用消胆胺4g，每日3次。

(4) 抗感染治疗。

(5) 中药治疗

茵栀黄口服液 [用法用量] 口服，一次 10ml，一日 3 次。

血府逐瘀口服液[用法用量] 口服，一次 10ml，一日 2 次。孕妇忌服，急性出血性疾病患者慎服。

清开灵口服液 [用法用量] 口服。一次 10ml，一日 3 次。出现腹泻时慎用。孕妇禁用。

第十五节 血尿

血尿是指尿液中含有一定量的红细胞时，称为血尿。(正常人尿液中元红细胞或偶见红细胞) 血尿包括镜下血尿和肉眼血尿。当红细胞较多时，肉眼即可看到尿液呈血色或洗肉水色，称肉眼血尿。当尿色正常，通过显微镜检每高倍视野下有红细胞 3 个以上，称为镜下血尿。无论是镜下血尿还是肉眼血尿，均需查明原因。

一、病因

血尿的病因 98% 来自于泌尿系统疾病，2% 来自于全身性疾病或泌尿系统邻近器官病变所致。

1. 泌尿系统疾病

如泌尿系统感染、结石、肿瘤、创伤、肾下垂等。

2. 全身性疾病

(1) 血液病 如过敏性紫癜、血小板减少性紫癜及血友病等。

(2) 心血管疾病 如充血性心力衰竭、高血压肾病等。

(3) 感染 如流行性出血热、败血症、亚急性细菌性心内膜炎引起的肾动脉栓塞等。

(4) 免疫系统疾病 如系统性红斑狼疮、结节性多动脉炎、硬皮病、皮肌炎等。

(5) 内分泌疾病 如糖尿病、甲状旁腺功能亢进等。

(6) 药物和化学试剂损害 如磺胺类、氨基糖苷类抗生素、甘露醇及砷、汞类中毒。

3. 尿路邻近器官疾病

如急性阑尾炎、输卵管炎、盆腔炎、直肠癌、结肠癌、宫颈癌等。

4. 其他

如运动性血尿、特发性血尿等。

二、诊断提示

1. 尿颜色的改变提示

血尿的主要表现是尿颜色的改变，除镜下血尿其颜色正常外，肉眼血尿根据出血量多少而尿呈不同颜色。尿呈淡红色，像洗肉水样，提示每升尿含血量超过 1ml。出血严重时尿可呈血状。肾脏出血时，尿与血混合均匀，尿呈暗红色。膀胱或前列腺出血尿色鲜红，有时有血凝块。

红色尿不一定都是血尿，需仔细辨别。如尿呈暗红色或酱油色，不混浊无沉淀，镜检无或仅有极少量红细胞，见于血红蛋白尿。服用某些药物如大黄、利福平、氨基比林或进食某些红色蔬菜也可排红色尿。

2. 分段尿异常提示

将全程尿分段观察颜色，如尿三杯试验。用三个清洁玻璃杯分别留起始段、中段和终末段尿观察。如起始段血尿，提示病变在尿道；终末段血尿，提示病变在膀胱颈部、三角区或后尿道的前列腺和精囊腺；三段尿均呈红色即全程血尿，提示血尿来自于肾脏或输尿管。

3. 镜下血尿提示

尿颜色正常，但显微镜检查可确定血尿，并可判断是肾性或肾后性血尿。

4. 症状性血尿提示

患者有血尿的同时，伴有全身或局部症状。如伴有肾区钝痛或绞痛，提示病变在肾脏。膀胱和尿道病变则常有尿频、尿急和排尿困难。

5. 无症状性血尿提示

部分患者血尿既无泌尿道症状也无全身症状，见于某些疾病的早期，如肾结核、肾癌或膀胱癌早期。

6. 伴随症状提示

（1）血尿伴肾绞痛　是肾或输尿管结石的特征。

（2）血尿伴尿流中断或排尿困难　见于膀胱和尿道结石。

（3）血尿伴尿频、尿急、尿痛　见于膀胱炎和尿道炎，同时伴有腰痛、高热畏寒常见于肾盂肾炎。

（4）血尿伴有水肿、高血压、蛋白尿　见于肾小球肾炎。

（5）血尿伴肾肿块　单侧可见于肿瘤、肾积水和肾囊肿；双侧肿大见于先天性多囊肾，触及移动性肾脏见于肾下垂或游走肾。

（6）血尿伴有皮肤黏膜及其他部位出血　见于血液病和某些感染性疾病。

（7,）血尿合并乳糜尿　见于丝虫病、慢性肾盂肾炎。

三、治疗

（一）一般处理

注意休息，肉眼血尿应卧床休息，可适当给予少量镇静剂，如给予地西泮等。并根据临床表现进行对症治疗，防治并发症。

（二）对症处理

1. 用于不明原因的镜下血尿

维生素 C 0.2g，口服每日 3 次，或维生素 K1 10mg，口服每日 1 次。本方仅适用于微量出血，一旦查明病因，应立即按病因治疗。

2. 用于肉眼血尿

酚磺乙胺（止血敏）5.0g、维生素 C 3.0g、5% 葡萄糖液 500ml 静脉滴注，每日 1 次。

3. 抗炎

伴有尿频、尿急者应使用抗生素。

4. 解痉

伴肾绞痛者可给予解痉剂，如阿托品、山莨菪碱等。

5. 中药治疗

知柏地黄丸 ［用法用量］口服。大蜜丸，一次1丸，一日2次。孕妇慎用。

龙胆泻肝丸 ［用法用量］口服。水丸，一次3～6g，一日2次。孕妇忌服。不宜长时间服用。

血尿胶囊 ［用法用量］口服。一次5粒，一日3次。

（三）病因处理

血尿病因复杂，治疗差异甚大，必须先查明病因，针对病因进行治疗。

四、建议

（1）酚磺乙胺使用期间应防止出现高凝状态故不宜长期使用。

（2）恶性肿瘤引起的血尿预后差，外伤性血尿、药物反应性血尿治疗效果好。

第十六节 心悸

心悸是一种自觉心脏跳动的不适感或心慌感，患者自觉心慌伴心前区不适。心悸时心率可快、可慢、也可有心律失常，心率和心律正常者亦可有心悸。

一、病因

（一）心脏搏动性增强

1. 生理性者见于

（1）健康人在剧烈运动或过度精神紧张时出现心悸。

（2）饮酒、喝浓茶或咖啡后出现心悸。

（3）应用某些药物，如肾上腺素、麻黄碱（麻黄素片）、咖啡因、阿托品、甲状腺粉（甲状腺片）等出现心悸。

2. 病理性者见于

（1）心室肥大：如高血压性心脏病、主动脉瓣关闭不全、二尖瓣关闭不全、动脉导管未闭、室间隔缺损等。

（2）其他疾病：甲状腺功能亢进、贫血、低血糖症、发热、嗜铬细胞瘤等。

（二）心律失常

如心动过速、过缓或期前收缩、心房扑动或颤动等均可出现心悸。

（三）心脏神经官能症

一般多见于女性。另外如神经衰弱、更年期综合征也会出现心悸。

二、诊断提示

1. 心悸伴心前区疼痛提示

见于冠状动脉粥样硬化性心脏病，（如心绞痛、心肌梗死）、心肌炎、心包炎，亦可见于心脏神经官能症等。

2. 心悸伴发热提示

见于急性传染病、风湿热、心肌炎、心包炎、感染性心内膜炎等。

3. 心悸伴晕厥或抽搐提示

见于高度房室传导阻滞、心室颤动或阵发性室性心动过速、病态窦房结综合征等。

4. 心悸伴贫血提示

见于各种原因引起的急性失血，此时常有虚汗、脉搏微弱、血压下降或休克。慢性贫血心悸多在劳累后较明显。

5. 心悸伴呼吸困难提示

见于急性心肌梗死、心肌炎、心包炎、心力衰竭、重症贫血等。

6. 心悸伴消瘦及出汗提示

见于甲状腺功能亢进。

7. 其他临床表现提示

除心悸外常有心前区或心尖部隐痛，以及疲乏、失眠、头晕、头痛、耳鸣、胸闷、气短、脉搏频率与心率过快或过缓，或心搏节律不齐、记忆力减退等神经衰弱表现，尤其在焦虑、情绪激动等情况下更易发生。

8. 通过辅助检查确诊

（1）心电图检查　通过心电图检查可发现有无心律失常及确定心律失常的类型。

（2）超声波检查　通过超声波检查可确定心脏有无器质性病变及其类型。

（3）血液检查　通过血液生化检查可发现有无感染、贫血、甲状腺功能亢进等情况。

三、治疗

1. 一般处理

做到劳逸结合，安排好生活，戒烟酒、浓茶、咖啡，调节精神和心理，可缓解心悸。

2. 病因治疗

查明病因，针对病因治疗，对病因一时未能查明者，一方面继续分析可能原因，一方面对症治疗。

3. 对症处理

引起心悸的原因很多，尤其是心律失常，心律失常可发生于心脏病患者，也可发生于正常人，有些心律失常如轻度窦性心动过缓、偶发过早搏动并不影响健康，可不需处理。但对严重心律失常要进行治疗，治疗请参照第五章第一节。

4. 中药治疗

宁心宝　[用法用量] 口服。一次 2 粒，一日 3 次。饭前温开水吞服。

黄杨宁片[用法用量] 口服。一次 1～2mg，一日 2～3 次。

稳心颗粒[用法用量] 口服。一次 1 袋，一日 3 次。孕妇慎用。

第十七节 水肿

水肿是指由于过多的液体积聚在细胞间隙引起的组织肿胀。大多数情况下水肿是某些重要器官病理损害或功能改变的结果。水肿分为全身性水肿与局限性水肿两大类。

一、病因

1. 全身性水肿

全身性水肿时液体在体内组织间隙中呈弥漫性分布。全身性水肿由众多疾病所引起。

（1）心源性水肿 见于各种原因引起的右心衰竭。

（2）肾源性水肿 可见于各型肾炎和肾病。

（3）肝源性水肿 见于肝硬化失代偿期主要表现为腹水，也可首先出现踝部水肿，逐渐向上蔓延，但头、面部以及上肢常无水肿。肝源性水肿还见于肝癌等疾病。

（4）营养不良性水肿 常见于长期营养缺乏、慢性消耗性疾病、重度烧伤、蛋白丢失性胃肠病、维生素 B_1 缺乏等。

（5）其他

①粘液性水肿 见于甲状腺功能减退，为非凹陷性水肿，颜面水肿较明显。

②经前期紧张综合征 于月经前 7～14 天出现轻度水肿，伴乳房胀痛及盆腔沉重感，月经后水肿自然消退。

③药物性水肿 如肾上腺皮质激素、雄激素、胰岛素、萝芙木制剂、甘草制剂等用药期间。

④特发性水肿 主要表现在身体下垂部分，基本上仅见于妇女。

2. 局限性水肿

局限性水肿是液体局限分布在机体某一部位。水肿明显时，根据其指压皮肤有无凹陷，分为凹陷性水肿和非凹陷性水肿。常与下列疾病有关。

（1）局部炎症 如疖、痈、丹毒、蜂窝组织炎等。

（2）局部静脉回流受阻 如上、下腔静脉综合征、血栓性静脉炎、静脉曲张等。

（3）局部淋巴回流受阻 如淋巴管炎、丝虫病等。

3. 血管神经性水肿

属变态反应性水肿，如对药物、食物及周围环境过敏等。

二、诊断提示

1. 根据水肿的性质提示

营养不良、静脉曲张、慢性上下腔静脉阻塞综合征、丹毒、血栓性静脉炎等疾病引起的水肿，及心源性水肿、肝源性水肿、肾源性水肿等，可为凹陷性水肿。

非凹陷性水肿，可见于甲状腺机能减退症、丝虫病、血管神经性水肿等疾病。

2. 根据水肿发生的部位提示

心源性水肿、肝源性水肿、营养不良性水肿，其水肿部位多从身体下垂部分开始。而肾源性水肿、血管神经性水肿以及甲状腺机能减退症所致水肿多先从颜面部组织较为松弛处开始。

3. 根据水肿的伴随症状提示

（1）水肿伴有肝脏肿大　常为心源性、肝源性及营养不良性水肿。

（2）水肿伴有蛋白尿者　可能是肾源性或心源性水肿。

（3）水肿伴有呼吸困难和发绀　可见于心脏病、上腔静脉阻塞综合征。

（4）水肿随着月经周期而改变、出现、消失　可能是特发性水肿。

（5）水肿伴有局部红肿、疼痛者　多为丹毒、蜂窝织炎及血栓性静脉炎所引起。

三、治疗

对水肿的治疗，首先要查明病因，针对病因治疗。对病因一时不明者，一方面继续分析可能原因，一方面对症治疗。

1. 一般治疗

根据水肿程度，安排休息与活动，合理安排饮食。避免皮肤与黏膜的损伤，并作好卫生清洁工作，避免交叉感染。

严格控制饮食中钠盐的摄入量，如严重水肿，特别是伴腹水或胸腔积液者，每日钠盐量应控制在2.5g以内；中度水肿患者的钠盐摄入量，每日控制在2.5～5.0g之间；轻度水肿患者的钠盐摄入量，每日控制在5.0～10.0g之间。

对摄入水量的控制主要根据水肿病人失水量进行补充，但静脉补液宜慎重。

2. 病因治疗

主要治疗原发病，应快速查明病因，针对病因作有效治疗。

3. 对症治疗

（1）用于各种原因的水肿

如氢氯噻嗪（双氢克尿噻）25mg，口服每日2次。

（2）用于肝硬化腹水、心源性水肿、肾原性水肿等

如螺内酯（安体舒通）20mg，口服每日2～3次。

（3）用于血管神经性水肿及不明原因的水肿（可作为辅助用药）

如维生素C 200mg，口服每日3次、复方芦丁2片，口服每日3次。

（4）中药治疗

金匮肾气丸　［用法用量］口服。大蜜丸，一次1丸，一日2次。孕妇忌服。

四、建议

（1）水肿患者的饮食宜清淡，营养要根据病因而定。禁食咸菜、咸蛋、咸鱼、咸肉等腌制食品。

（2）为保持疗效，服用双氢克尿噻一般连服3～5天，停服2天，可重复使用。但如长期服用，注意补钾。本药应注意逐渐减量停药，突然停药可造成水钠潴留。

（3）严重肝、肾功能不全患者禁服双氯克尿噻。

（4）长期服用安体舒通应防止引起高血压。安体舒通与双氢克尿噻合用，可避免血钾的变化。

（5）维生素C和复方芦丁如连服10～14天效果不佳，必须去医院请专科医生诊治。

第十八节 紫癜

紫癜是皮肤和黏膜出血后颜色改变的总称。临床表现为出血点、紫癜和瘀斑，一般不高出皮面，仅于过敏性紫癜时可稍隆起，开始为紫红色，压不褪色，以后逐渐变浅，至两周左右变黄而消退。

一、病因

临床最常见的紫癜主要有过敏性紫癜和特发性血小板减少性紫癜两种。

（一）过敏性紫癜

过敏性紫癜是一种较常见的毛细血管壁变态反应性出血性疾病。本病可由多种因素引起，但直接发病原因往往难以确定。有关因素有：

（1）感染

①细菌感染，多见于β溶血性链球菌感染。

②病毒感染，由风疹、水痘病毒等感染引起。

③寄生虫感染，以蛔虫、钩虫引起较多见。

（2）食物　主要指对鱼、虾、蛋等异性蛋白过敏。

（3）药物　包括抗生素、磺胺类、解热镇痛剂（安乃近、水杨酸类）等。

（4）其他　如昆虫叮咬、吸入花粉、预防接种等。

（二）特发性血小板减少性紫癜

特发性血小板减少性紫癜也是较常见的出血性疾病，临床分为急性型和慢性型。前者多为自限性，多见于儿童；后者以中、青年妇女为多见。其病因尚未明确．一般认为与免疫因素有关。

（1）抗血小板抗体　慢性型患者多数血浆中抗血小板抗体增高，导致血小板生成减少。

（2）脾的因素　脾是抗血小板抗体产生的主要场所，抗血小板抗体首先在脾产生，导致骨髓巨核细胞异常，血小板在脾被大量破坏，造成血小板减少。

（3）毛细血管因素　本病时毛细血管脆性增高。

（4）血小板因素　抗血小板抗体与血小板抗原结合使血小板破坏加速，还引起血小板功能异常，血小板的黏附性、聚集性降低，使止血过程发生障碍。

二、诊断提示

（一）过敏性紫癜

（1）诱发因素　病毒、细菌或寄生虫感染，或有某种食物、药物、植物花粉接触或受寒、虫叮咬等病史。

（2）临床表现　皮肤出现紫癜（单纯皮肤型），可有腹痛、便血（腹型），关节肿痛（关节型），血尿、浮肿（肾型），少数病例可有神经及呼吸系统症状。

（3）紫癜　高于皮肤，多对称分布于下肢及臀部，表现不一；可有荨麻疹、血管神经性水肿、多形性红斑和皮肤坏死等。

（4）实验室检查　血象、骨髓象、血小板计数、出凝血时间正常，嗜酸性粒细胞增加；可有血尿及蛋白尿；束臂试验可阳性。

（二）特发性血小板减少性紫癜

（1）急性型（病程 6 个月以内）

常见于儿童、青年。起病急，初起畏寒、高热、继之皮肤出现斑点，黏膜、牙龈出血，严重者可发生内脏出血及引起贫血。约有 80% 患者发病前 13 周有感染及服用药物等诱因。多数能痊愈或缓解，部分转为慢性。

（2）慢性型（病程 6 个月以上）

常见于青年女性。起病缓慢，不易查到诱因，反复发生黏膜、皮肤出血和月经过多。常迁延不愈，有的可转为再生障碍性贫血或白血病。

（3）血小板计数明显减少。

（4）骨髓检查

（5）放射性同位素标记血小板寿命缩短。

（6）血小板表面相关抗体测定增加。

三、治疗

（一）过敏性紫癜

1. 一般治疗

查找引起过敏的食物、药物或其他致病因素，避免与之再接触，消除感染病灶，驱除肠道寄生虫，注意注意休息，饮食宜清淡为，多吃高蛋白饮食。如对鱼、虾、蟹、蛋、牛奶不过敏者可食用。

2. 药物治疗

主要选用抗过敏药，必要时加用免疫抑制剂。

（1）苯海拉明 25 ~ 50mg，口服每日 2 ~ 3 次。或氯苯那敏（扑尔敏）4mg，口服每日 1 ~ 3 次。本方常用于轻症病人。

（2）泼尼松 10mg，口服每日 3 ~ 4 次。本方常用于重病且伴有明显腹痛或病变者。

（3）硫唑嘌呤 50mg，口服每日 2 ~ 3 次。或环磷酰胺 100 ~ 200mg 加生理盐水 100 ~ 250mg，静脉滴注，每日或隔日一次。本方常用于治疗重病病人。使用本方要注意复查血常规、血小板、尿常规、肝肾功能。

（二）特发性血小板减少性紫癜

1. 一般治疗

出血严重者应绝对卧床休息，防止外伤，避免用降低血小板数量及抑制血小板功能的药物。注意室内卫生、温度及湿度。进食易消化、高热量、高蛋白、高纤维素的饮食。

2. 药物治疗

根据病情选择最佳的治疗方案。

(1) 血小板悬液10U，静脉滴注每日1次，连用1～3天。本方用于紧急治疗，常用于治疗病人有严重的黏膜出血或颅内出血，血小板计数明显低下（$<10\times10^9/L$）时应住院积极治疗。

(2) 泼尼松每日1～2mg/kg或20～60mg/kg连用4～6周。本方常用于争取完全缓解的病人。

(3) 长春新碱每次0.02mg/kg或每次1～2mg，加生理盐水500～100ml，缓慢静脉滴注（维持6～8h）每周1次，共4～6次。本方常用于难治性特发性血小板减少性紫癜，即泼尼松、脾切除无效者，采取与泼尼松联合用药。

(三) 中药治疗

参芪片 ［用法用量］口服。一次4片，一日3次。还可选用三七胶囊 、人参归脾丸。

四、建议

(1) 苯海拉明或扑尔敏，对从事高度警觉性工作的人慎用，如驾驶员、高空作业人员；本品禁止与苯妥英钠合用；也不应与中枢镇静剂联合应用；有严重肝、肾功能损害者慎用。

(2) 对高血压、糖尿病病人避免使用泼尼松；对本药在使用过程中应严格按照激素使用规范进行，逐步减量，长期使用应加用抗生素。

(3) 如使用泼尼松56周后疗效不明显，可加用长春新碱。

(4) 对于过敏性紫癜如无并发症，经及时治疗，一般预后良好，但要进行长时间随访，以防复发。

(5) 用于治疗特发性血小板减少性紫癜的紧急治疗措施，应在专科医师指导下进行。

(6) 治疗特发性血小板减少性紫癜泼尼松为首选的长期治疗药物，但应用4周血小板$<100\times10^9/L$，提示缓解的可能性不大，应改用其他治疗方案。

(7) 经多种药物治疗46个月，不能控制症状或仍有反复发作者，可考虑脾摘除术。

第十九节 痛经

痛经是指在月经来潮前后或在经期出现腹痛、腰酸、下腹坠胀及其他不适，影响生活和工作时称为痛经。当月经过后一切恢复正常，所以与月经无关的腹痛不是痛经。

一、病因

痛经分为原发性痛经和继发性痛经。

1. 原发性痛经

自月经初潮不久即出现的痛经为原发性痛经，也称功能性痛经。原因是由于子宫口狭小、子宫发育不良、经血中带有大片的子宫内膜（称膜样痛经）或经血中含有血块而引起痛经。

2. 继发性痛经

由于生殖器官某些器质性病变引起的痛经为继发性痛经。如子宫内膜异位、盆腔炎、盆腔充血等。

另外，痛经与部分妇女对疼痛过分敏感、少女初潮、心理压力大、过度焦虑、紧张和恐惧等精神因素及贫血、慢性疾病等体质较差有关。个别有遗传因素。

二、诊断提示

（1）疼痛常开始于月经来潮第 1 ~ 2 天或月经前 1 ~ 2 天，多为下腹部阵发性绞痛，有时放射至阴道、肛门及腰骶部。重者伴有恶心、呕吐、出冷汗甚至晕厥等。

（2）原发性痛经常见于未婚、未育者，妇科检查多无明显异常发现，婚后或生育后可自行缓解或消失。

（3）继发性痛经者经妇科检查，其生殖器官有明显异常，如盆腔炎、子宫内膜异位症、肿瘤等。

（4）痛经需与周期性腹痛相区别。周期性腹痛是因经血外流受阻所致，常见于处女膜闭锁、子宫颈粘连等。

三、治疗

（一）对因治疗

（1）子宫发育不良　用雌激素、孕激素序贯疗法和口服维生素 E。

（2）膜样痛经　用孕激素或小量雌激素，可调整体内雌激素、孕激素比例，改善内膜状态，以利于子宫内膜碎解。

（3）宫颈管狭窄　行宫颈扩张及刮宫术，宜经前 3 ~ 5d 进行，同时可纠正后位子宫。

（4）继发性痛经　应治疗有关原发病。如盆腔炎等等。

（二）止痛及解痉治疗

（1）镇痛药治疗　阿司匹林 0.3g，每日 3 次。或吲哚美辛（消炎痛）25mg，每日 3 次。

（2）解痉剂治疗　阿托品 0.5mg，皮下注射。或山莨菪碱（654 - 2）10mg，肌注。

（三）中药治疗

痛经丸　［用法用量］口服。一次 6 ~ 9g，一日 1 ~ 2 次。临经时服用，孕妇、月经先期量多、体虚及有热者忌用。

艾附暖宫丸　［用法用量］口服。大蜜丸，一次 1 丸，一日 2 - 3 次。孕妇、热症者忌服。

七制香附丸　［用法用量］口服。一次 6g，一日 2 次。孕妇忌服。

八宝坤顺丸　［用法用量］口服。大蜜丸，一次 1 丸，一日 2 ~ 3 次。月经过多及孕妇忌服。

复方益母草膏［用法用量］口服。一次10～20g，一日2～3次。孕妇忌服，月经过多或感冒时不宜服用。

元胡止痛片 ［用法用量］口服。一次4～6片，一日3次。孕妇忌服。

四、建议

（1）注意经期保护和卫生，避免剧烈运动、过度疲劳和防止受寒。

（2）可服用谷维素和维生素 B_1 来调节经前期的焦虑和紧张情绪。

（3）阿托品、山莨菪碱等用后有口干、皮肤潮红等不良反应。

（4）也可在行经前一天冲服生姜红糖水。为减轻疼痛，还可在下腹部放置热水袋，以促进血液循环。

（5）有下列情况者应及时去医院就诊：

①服用止痛药或解痉药后，疼痛仍不能缓解；

②结婚女性，如经血外流不畅而导致剧烈腹痛者；

③下腹剧烈疼痛持续的时间较长或下腹疼痛伴有发热或其他症状；

④痛经呈进行性加重或经血量过多异乎寻常；

⑤30～40岁以后才出现痛经，或使用宫内节育器后出现痛经。

第三章 呼吸系统疾病

呼吸系统包括呼吸道和呼吸器官，其中呼吸道包括鼻、咽、喉、气管和支气管，而呼吸器官其实也就是肺脏。呼吸系统的作用为，机体在新陈代谢过程中要不断消耗氧气，产生二氧化碳。其中气体交换的过程是通过呼吸系统完成的。呼吸系统疾病是指发生在呼吸道和呼吸器官的疾病，是严重危害人类健康的疾病之一，据2001年全国部分城市及农村前十位主要疾病死亡原因的统计数，呼吸系统疾病（不包括肺癌）在城市的死亡病因中占第四位，在农村则占第一位，居我国总人口死亡病因的第一位。

第一节 急性上呼吸道感染

急性上呼吸道感染是指鼻腔、咽或喉部急性炎症的概称。急性上呼吸道感染属于呼吸系统疾病，此病为呼吸系统疾病最为常见的一种传染性疾病。

一、病因

常见病因为病毒引起，少部分由细菌引起。其发病不受年龄、性别、职业和地区限制。由于此病发病率高，且具有较强的传染性，有时还可能引起严重的并发症，所以，应积极防治。但一般情况下，此病发病病情较轻，病程较短，患者预后良好。

此病全年皆可发病，尤其以冬春季节多发，可由含病毒的用具、物品、飞沫等传播，多数为散发，但在气候突变时可暴发流行，应引起注意。由于导致此病发生的病毒种类较多，人体对病毒感染后产生的免疫力短暂且弱，而且病毒可存在于健康人群中，所以同一个体可以在一年内多次发病

二、诊断提示

因为病因不同，所以临床表现可以表现出不同的类型，常见类型如下

1. 普通感冒

俗称“伤风”，又称上呼吸道卡他或急性鼻炎，以鼻咽部卡他症状为主要表现。成人多为各类病毒引起。

普通感冒常见临床表现：发病较急，开始时仅有咽部干、痒或烧灼感，发病同时或者数小时后出现鼻塞、喷嚏，清水样鼻涕等症状，2～3天后鼻涕变黏稠。也可伴有咽痛，流泪、呼吸不顺畅、声音嘶哑、少量咳嗽，对味觉不敏感。所以一部分患者表现为更喜欢食用刺激性较大的食物。此病不伴有全身症状发生，少数情况下会出现低热、轻度畏寒、头痛或周身不适等表现，如无并发症，一般情况下5～7天痊愈。

2. 病毒性咽炎和喉炎

大多数由各类病毒（如：鼻病毒、腺病毒、流感病毒等）引起。

由于病毒对上、下呼吸道等不同部位引起的炎症反应，临床上可分为咽炎、喉炎和支气管炎（支气管炎为下节论述内容）

急性病毒性咽炎常见临床表现：咽部发痒和灼热感，疼痛不持久也不突出。可伴随发热和乏力。体检咽部明显充血和水肿。颌下淋巴结肿大且触痛。如伴有吞咽疼痛，常提示链球菌感染。

急性喉炎常见临床表现：声嘶、讲话困难、咳嗽时疼痛，常有发热、咽炎或咳嗽，体检可见喉部水肿、充血，局部淋巴结轻度肿大并伴有触痛，可闻及喘息声。

3. 疱疹性咽峡炎

疱疹性咽峡炎常见临床表现：此病多在夏季发作，多发于儿童，偶见于成人。表现为明显的发热、咽痛。检查可见咽部充血，软腭、腭垂、咽及扁桃体表面有灰白色疱疹、有浅表溃疡、周围有红晕。病程大约为一周左右。

4. 咽结膜炎

咽结膜炎常见临床表现：此病多发于夏季，儿童多见，通过游泳传播。表现为发热、咽痛、畏光、流泪，咽及结膜明显充血。

5. 细菌性咽－扁桃体炎

细菌性咽－扁桃体炎常见临床表现：起病急，明显咽痛、畏寒、发热，体温可达39℃以上。检查可见咽部明显充血，扁桃体肿大、充血，表面有黄色点状渗出物，颌下淋巴结肿大、压痛，肺部无异常体征。

三、询问病情

（1）是否有病毒细菌接触史（如：着凉、游泳、和患者共用器具等）？

（2）是否伴有咳嗽、咳痰？

（3）是否伴有发热？

（4）是否伴有咽部疼痛？

（5）有条件情况下观察其咽部？

四、治疗

呼吸道病毒目前尚无特效抗病毒药物，以对症治疗为常用措施。

（一）对症治疗

（1）对有发热头痛者　可选用解热止痛药（如复方阿司匹林，用法，口服：每次1～2片，每日3次，饭后服。儿童：解热镇痛：每10～15mg/kg，每日3～4次）。

（2）对鼻塞、流鼻涕明显者　可选用1%麻黄素滴鼻。

（3）对咽部疼痛者　可选用消炎含片含服，或局部雾化疗法。

（二）抗菌药物治疗

（1）如有细菌感染　可对病原菌选用其敏感的药物。如可选用青霉素、第一代头孢菌素、大环内酯类抗生素等，具体用药量遵循医嘱。

（2）对病毒感染者　早期应用抗病毒药物有一定疗效，但由于不成熟，在此不做过多阐述。

（三）中药治疗

银翘解毒丸　［用法用量］口服。一次 1 丸，一日 2~3 次，温开水送服。

羚翘解毒丸　［用法用量］口服。一次 1 丸，一日 2~3 次，温开水送服。

双黄连口服液　［用法用量］口服。一次 20ml，一日 3 次。

清热解毒口服液［用法用量］口服。一次 10~20ml，一日 3 次。孕妇慎用。

抗病毒口服液　［用法用量］口服。一次 10ml，一日 2~3 次。（早饭前和午、晚饭后各服一次）。孕妇及哺乳期妇女禁用。

清开灵口服液　［用法用量］口服。一次 10ml，一日 3 次。腹泻时慎用、孕妇禁用。

小柴胡颗粒　［用法用量］口服。一次 1 袋，一日 3 次，开水冲服。

五、建议

坚持适当锻炼身体，增强体质，生活规律化，注意保持生活空间空气良好，戒烟，注意隔离上呼吸道感染患者。

第二节　急、慢性支气管炎

急性支气管炎是由于感染性或非感染性因素所引起的气管、支气管黏膜的急性炎症。

慢性支气管炎是由于长期受到物理化学因素刺激，或反复感染等因素引起的气管、支气管黏膜以及周围组织的慢性非特异性炎症。由于慢性支气管炎患者 50 岁以上患者较为多见，故常称此病为老年性慢性支气管炎（老慢支）

一、急、慢性支气管炎（表 3-1）

表 3-1　急、慢性支气管炎的鉴别

	急性支气管炎	慢性支气管炎
常见病因	物理化学因素刺激、感染、过敏等因素	长期受物理化学因素刺激、反复感染等因素
病程	发病较急，但病程相对较短	缓慢起病，病程较长
全身症状	一般较轻	开始较轻，但后期伴可伴有较严重的并发症
咳嗽	干咳，或在体位变化、吸入冷空气及体力活动后，有阵发性咳嗽（可延续 2~3 周）	长期、反复、逐渐加重的咳嗽。
咯痰	开始少，而后增多，开始清痰，随后变为黏液脓性（可延续 2~3 周）	痰液一般为白色黏液或浆液泡沫性，偶可带血，若伴感染，可呈黏液脓性
哮喘	较少发生	如为喘息型可伴有喘息

二、询问病情

（1）您什么时候开始咳嗽的？以前经常发生吗？

（2）您这次咳嗽是逐渐加重了还是减轻了？

（3）您咳嗽伴有痰液吗？如果有的话痰液是什么性质的？

（4）您除了咳嗽咳痰外，还有其他不舒服吗？

（5）您去医院看了吗，用过什么药物吗？

三、治疗

（一）急性支气管炎的治疗

1. 一般治疗

适当休息、注意保暖、多饮水。

2. 对症治疗

（1）如有发热头痛等全身症状者　可用复方阿司匹林，成人每次0.3～0.6g，每日3次；小儿，每次5～10mg/kg或每岁0.06g

（2）如有咳嗽但无痰　用可待因，成人每次15～30mg，每日3次；喷托维林（咳必清、维静宁），成人每次25mg，每日3～4次，小儿5岁以上每次6.25～12.5mg。每日3～4次。

（3）如咳嗽伴随痰液不易咳出　可用氯化铵，成人每次0.3～0.6g，每日3～4次，小儿每次10～15mg/kg，每日3～4次。

（4）如发生气管痉挛　氨茶碱，每次0.2g，每日3次，小儿 每次4～6mg/kg，每日3次。

3. 控制感染

在医生的指导下可适当选择抗菌药，此类药物为处方药物，具体用量需遵医嘱。

（二）慢性支气管炎

1. 急性发作期

（1）控制感染　在医生的指导下可适当选择抗菌药，此类药物为处方药物，具体用量需遵医嘱。

（2）祛痰止咳　氯化铵，成人每次0.3～0.6g，每日3～4次，小儿 每次10～15mg/kg，每日3～4次。溴己新（溴环己胺，必嗽平，必消痰），每次8～16mg，每日3～4次。

（3）解痉平喘　氨茶碱，成人每次0.2g，每日3次，小儿 每次4～6mg/kg，每日3次。

2. 缓解期治疗

提高机体抵抗力，预防慢性支气管炎的急性发作为主。可注射气管炎菌苗。

（三）中药治疗

通宣理肺丸　［用法用量］口服。大蜜丸，一次9g，一日2～3次。

急支糖浆　［用法用量］口服。糖浆剂，一次20～30ml，一日3～4次。孕妇忌用。

清肺抑火丸　［用法用量］口服。大蜜丸，一次1丸，一日2～3次。孕妇忌服。不宜过量或长时间服用。

蜜炼川贝枇杷膏　［用法用量］口服。膏滋剂，一次10g，一日3次。

橘红丸　［用法用量］口服。大蜜丸，一次2丸，一日2次。

四、建议

（1）避免物理化学因素刺激，比如：戒烟、净化环境等。
（2）增强体质，防止感冒。感冒是慢支发生发展的最重要因素。
（3）多饮水。
（4）如发病，应避免反复感染，防止急性支气管炎向慢性支气管炎的发展。

第三节　支气管哮喘

支气管哮喘（简称哮喘）是由嗜酸性粒细胞、肥大细胞和T淋巴细胞等多种炎症细胞参与的气道慢性炎症，是一种常见的呼吸道疾病，被公认为四大顽症之一。全球约有1.6亿患者，我国约2500万患者。此病可发于任何年龄，但约半数以上发病于12岁以前。它是严重危害人群，且减弱劳动力的一种疾病，目前难以根治。

一、病因

支气管哮喘的病因还不清楚，大多数认为和多基因遗传有关，同时受到遗传因素和环境因素的双重影响。环境因素主要包括某些激发因素，如：尘螨、药粉、动物毛屑、虾、蛋类、牛奶等。

二、诊断提示

1. 发病时间

支气管哮喘为四季均可发病，尤其以冬春、秋末发病率更高。

2. 发病前兆

一般情况下在支气管哮喘暴发前患者通常会有鼻、咽和眼部发痒、喷嚏、流涕和咳嗽等黏膜过敏先兆。

3. 急性发作期

典型表现为发生伴或不伴有哮鸣音的呼气性呼吸困难、胸闷、烦躁不安，经数分钟至数小时后喘息可自行缓解或经治疗后缓解。

4. 哮喘的持续状态

指严重哮喘发作持续在24h以上者。患者常表现为张口呼吸、两臂前撑、两肩高耸、大量出汗，发绀明显、呈端坐呼吸，如果病情不能得到及时控制，甚至可出现呼吸、循环衰竭，危及生命。

三、询问病情

（1）您以前有过这样的表现吗？
（2）您得过哮喘病吗？
（3）您发病前接触过什么东西吗？发病和季节有关系吗？

（4）您经常发生这样的情况吗？

四、治疗

支气管哮喘的治疗原则为：去除病因和诱因，控制急性发作，巩固疗效，防止复发。

1. 去除病因和诱因

尽量避免接触引起哮喘的各种因素及哮喘过敏原。

2. 控制急性发作

此时应该强调症状治疗与抗炎治疗并重的原则，危重病人则应优先考虑抗炎治疗。

（1）抗炎药

肾上腺糖皮质激素（简称激素），激素为最有效的抗炎药，如泼尼松口服，成人开始每日15～40mg，需要时可增加到60mg，分次服用，病情稳定后逐渐减量，维持量每日5～10mg，小儿，每日1mg/kg。或氢化考的松、地塞米松等，此类药物为处方药物，具体用量遵医嘱。

（2）支气管扩张药

β_2受体激动剂或茶碱类药物，如：β_2受体激动剂，沙丁胺醇，口服，成人，每次2～6mg，每日3次，小儿，每次1～2mg，每日3次。茶碱类药物，氨茶碱，口服，成人，每次0.2g，每日3次；小儿，每次4～6mg/kg，每日3次。此类药物为处方药物，具体用量遵医嘱（现阶段，提倡吸入给药）。

3. 非处方药物的应用

（1）患者经医生诊断后也可购买非处方平喘药，以备急用。

（2）氯丙那林（氯喘，喘通）口服，成人，每次5～10mg，每日3～4次。

（3）二羟丙茶碱（喘定，甘油茶碱）口服，成人，每次0.1～0.2g，每日3次；小儿，5岁以上每次0.05～0.1g，每日3次。

4. 中药治疗

小青龙合剂 ［用法用量］口服。一次10～20ml，一日3次，用时摇匀。儿童、孕妇及哺乳期妇女禁用。

二母宁嗽丸 ［用法用量］口服。一次2丸，一日2次。孕妇禁用。

复方鲜竹沥液［用法用量］口服。一次20ml，一日2－3次。孕妇慎用。

五、建议

1. 穿着要适宜

注意的保暖，避免受凉感冒以及冷空气的刺激。

2. 居室环境要适宜

居室内要保持温暖干燥，室内注意通风透光，被褥及衣物注意勤洗勤晒，避免尘螨及霉菌滋生物。

3. 出入要适宜

哮喘病患者应尽量不去人群拥挤的公共场所，对于花粉及植物过敏者，外出时可戴口罩，尽量避免在花园或植物园中过多地逗留。

4. 生活要注意

家中如有哮喘病患者，应尽量避免使用杀虫剂、消毒剂及蚊香等物品，不要在居室中养宠物。生活要有规律，饮食要清淡，保证定时定量及营养丰富，多吃新鲜水果及蔬菜，尽量不吃或少吃鱼、虾、蟹等海产品，禁烟禁酒。保持乐观开朗的心情，避免过度兴奋、紧张、发脾气，积极锻炼身体，积极配合治疗。

第四节 肺炎

肺炎是指终末气道、肺泡和肺间质的炎症。

一、病因

可由病原微生物、理化因素、免疫损伤、过敏及药物所致。其中最为常见的为细菌性肺炎。所以本节内容我们主要论述细菌性肺炎。在抗生素应用之前，细菌性肺炎对儿童及老年人的健康威胁非常大，抗生素和抗菌药的发展曾一度使肺炎的病死率下降，但近几年肺炎的病死率反而有所上升趋势，需引起大家足够的注意。

二、诊断提示

1. 分类

（1）解剖学分类 如果从炎症的解剖部位来分，肺炎可以分为大叶性、小叶性和间质性肺炎三类。

（2）病因分类 从致病因素来分，肺炎又可分为细菌性肺炎、非典型性病原体所致肺炎、病毒性肺炎、真菌性肺炎、其他病原体所致肺炎和理化因素所致的肺炎，其中以细菌性肺炎最为常见。

2. 诊断要点

细菌性肺炎的症状可轻可重，变化较大，取决于病原体和患者本身的状态。患者发病前常有受凉、淋雨、酗酒等，多伴上感的前驱症状，起病较急，常见的表现为咳嗽、咳痰、呼吸音较重，脓性或血性痰，伴或不伴患侧胸痛。大多数患者伴发热，所以多数病人是由发热发现此病。重症患者可有呼吸频率增加、呼吸时鼻翼扇动、发绀等呼吸困难、缺氧表现。

三、询问病情

（1）您是什么时候发热的？

（2）您咳嗽吗？咳痰吗？痰液是什么性质？

（3）您在不舒服前受凉了吗？

（4）您有胸痛的感觉吗？具体部位在哪里？

四、治疗

治疗原则：本病的治疗原则为选择有效的抗菌药物控制感染。肺炎球菌性肺炎为肺炎中最常见的类型，约占感染性肺炎的半数以上，在此我们以此病为例介绍其治疗。

1. 支持疗法

卧床休息、注意保暖、补充足量的热量、维生素、蛋白质。多饮水，剧烈胸痛者可适当用镇痛药，如：可待因 15mg，注意不能用阿司匹林。

2. 抗菌药物治疗

一经诊断应立即给予抗生素治疗，可以不用等待细菌培养等结果。应首选青霉素，并根据病情严重程度可用肌内注射或静脉滴注。如对青霉素过敏，可用红霉素、林可霉素、喹诺酮类抗生素等。此类药物的用量需遵医嘱。

3. 对症治疗

（1）高热　此病高热经抗菌药物的应用，可在 24h 内消退，或数日内逐渐消退，也可用物理降温法。

（2）咳嗽　氯化铵，成人每次 0.3～0.6g，每日 3～4 次，小儿 每次 10～15mg/kg，每日 3～4 次。

（3）缺氧　可给予吸氧。

4. 中药治疗

羚羊清肺丸　［用法用量］口服。大蜜丸，一次 1 丸，一日 2 次。孕妇慎用。

复方鲜竹沥液［用法用量］口服。一次 20ml，一日 2～3 次。孕妇慎用。

养阴清肺丸　［用法用量］口服。大蜜丸，一次 1 丸，一日 2 次。孕妇、咳嗽痰多者慎用。

百合固金丸　［用法用量］口服。大蜜丸，一次 1 丸，一日 2 次。

此外，还可选用清开灵口服液、双黄连口服液、羚翘解毒丸、养阴清肺丸。

五、建议

（1）应向病人介绍此病的基本知识。

（2）加强体育锻炼摄取适当营养、增强体质。

（3）减少危险因素，如：吸烟、酗酒等。

（4）必要时可注射流感疫苗或肺炎疫苗。

第五节　肺结核

结核病是由结核分枝杆菌引起的慢性传染性疾病，可侵及全身许多脏器。

一、病因

肺结核是结核分枝杆菌引起的慢性呼吸系统传染病。结核病中以肺结核最为常见。人体感染此类疾病后不一定会立刻发病，当抵抗力低的时候才可能引起临床发病。从 20 世纪 60 年代起，结核病的化学治疗已经成为控制结核病的主要方式，疗效良好，但 20 世纪 80 年代中期以来，结核病出现全球恶化趋势，其主要原因和耐药、HIV 等因素密切相关。

全球约有20亿的人曾经感染过结核分支杆菌。而结核病的发生与流行状况与本国的经济水平大致相关，所以，结核病高发于一些较贫穷的国家。中国现在就位列在高发国家之一。

二、诊断提示

（一）症状

1. 全身症状

发热为肺结核最常见的全身症状，肺结核引起的发热非常有特点，常表现为长期午后低热，午后或傍晚开始升高，第二天早上恢复正常。除发热外还伴乏力、食欲减退、消瘦、盗汗等，女性患者可有月经不调。

2. 呼吸系统症状

（1）咳嗽咳痰　是肺结核最常见症状，通常为干咳或少量黏液痰。如空洞形成，痰量增加。如合并感染，痰液可呈脓性。

（2）咯血　约1/3～1/2的患者可有咯血，但咯血量多少不定，多数少量咯血，少数为大咯血。

（3）胸痛　当病灶累及到胸膜，会引起相应部位的胸痛，且随呼吸运动和咳嗽加重。

（4）呼吸困难　多见于干酪样肺炎和大量胸腔积液患者。

（二）体征

如病变范围较小，可没有任何体征；如果范围大，可出现患侧呼吸运动减低，叩诊可呈浊音，听诊可闻及湿啰音。

三、询问病情

（1）您什么时候不舒服的？

（2）您以前有过这样的表现吗？

（3）您这一段体重有变化吗？

（4）您有咳嗽咳痰吗？痰液多吗？什么颜色？

（5）您有过咯血吗？

（6）您患病以来测量过体温吗？体温是否正常？如不正常多见于什么时候？

四、治疗

1. 一般治疗

要注意营养和休息，

2. 抗结核化学药物的治疗（简称化疗）

（1）异烟肼

成人与其他抗结核药合用，按体重每日口服5mg/kg，最高0.3g；或每日15mg/kg，最高900mg（9片），每周2～3次。小儿按体重每日10～20mg/kg，每日不超过0.3g（3片），顿服。

（2）利福平

成人口服，每日0.45g～0.60g，空腹顿服，每日不超过1.2g；1个月以上小儿每日按体重10～20mg/kg，空腹顿服，每日不超过0.6g。其他如链霉素、吡嗪酰胺、乙胺丁醇和氨硫脲。

应用化疗应遵照以下5条原则：

①早期 一旦确诊立即用药。

②联用 联合应用2种或2种以上抗结核药物以保证疗效和防止产生耐药性，减少不良反应。

③适量

④规律 切忌遗漏和中断；

⑤全程。一般均需服药一年以上方可停药。

具体用药与用量请务必遵循医嘱

3. 对症治疗

肺结核的一般症状在合理化疗下很快减轻或者消失，无需特殊处理。咯血是肺结核常见症状，如少量咯血可适当运用镇静剂、镇咳药及安络血（口服：成人，每次2.5～5mg，每日2～3次）等止血药。

4. 中药治疗

蛤蚧定喘丸 ［用法用量］口服。大蜜丸，一次1丸，一日2次。咳嗽新发者忌用，青光眼患者慎用。

阿胶补血膏 ［用法用量］口服。煎膏剂，一次20g，早、晚各一次，温开水冲服。消化不良、伤风感冒者忌服。

5. 手术治疗

外科手术现阶段已经较少用于肺结核的治疗。

五、建议

（1）儿童应按时接种卡介苗

接种后可增加免疫能力，能避免被结核杆菌感染而患病。

（2）肺结核的主要传播途径是飞沫传染

开放性肺结核病人在咳嗽、喷嚏、大声谈笑时喷射出带菌的飞沫而传染给健康人。病人如随地吐痰，待痰液干燥后痰菌随灰尘在空气中飞播而传染。凡痰中找到结核杆菌的病人外出应戴口罩，不要对着别人面部讲话，不可随地吐痰，应吐在手帕或废纸内，集中消毒或用火焚烧灭菌。病人应养成分食制习惯，与病人共餐或食入被结核杆菌污染的食物可引起消化道感染。

（3）痰菌阳性病人应隔离。

（4）对肺结核应有正确的认识。

目前肺结核有特效药物治疗，疗效十分满意。肺结核不再是不治之症了。应有乐观精神和积极态度，做到坚持按时按量服药，完成规定的疗程，否则容易复发。

（5）自我保健

可选择气功、保健功、太极拳等项目进行锻炼，能使机体的生理机能恢复正常，逐渐恢复健康，增强抗病能力。平时注意防寒保暖。

（6）注意饮食

饮食以高蛋白、糖类、维生素类为主，宜食新鲜蔬菜、水果及豆类。应戒烟禁酒。

第四章　消化系统疾病

消化系统由消化管和消化腺两部分组成。消化系统的基本功能是食物的消化和吸收，供机体所需的物质和能量。消化系统疾病属常见病。

第一节　胃炎

胃炎是指任何病因引起的胃黏膜炎症。胃炎为最常见的消化道疾病之一。

一般情况下，我们按照胃炎的临床发病的缓急分为急性胃炎和慢性胃炎两大类型。

一、急性胃炎

1. 病因

多由饮食不当引起，如食用过冷、刺激性过大的食物，烈酒、浓茶，或食物中含有大量的致病菌。此病多发于夏季。

2. 诊断提示

（1）起病急，多伴上腹部不适，恶心、呕吐、食欲下降。

（2）急性胃炎常伴急性肠炎共存，如出现此类情况，患者会有腹部阵发性绞痛、腹泻、每日数次或数十次水样便。

（3）严重时可有发热、脱水等全身症状的表现。

二、慢性胃炎

1. 病因

慢性胃炎主要病因为幽门螺旋杆菌的感染，其他还有如免疫因素、十二指肠液返流等。长期饮食不规律、精神紧张、生气、过度疲劳等容易诱发慢性胃炎的发生。

2. 诊断提示

慢性胃炎大多无明显症状和体征，一般有消化不良的表现。可有上腹饱胀不适，以进餐后为甚，嗳气、反酸、恶心、呕吐、烧灼感、无规律腹痛等。少数病人可见上消化道出血，但量较少。此病也可引起明显厌食、体重减轻、贫血等。

三、询问病情

（1）请叙述您的病情

（2）您上腹疼痛、恶心、呕吐、腹泻等症状是什么时候开始的？已经多长时间了？

（3）您今天或者昨天都吃什么了？

（4）您腹泻严重吗？粪便什么样？

（5）您体重减轻了吗？

（6）您以前做过检查吗？

四、治疗

（一）急性胃炎的治疗

1. 恶心呕吐

多潘立酮（吗丁啉）口服：每次10～20mg，每日3次，饭前服。儿童每次每千克体重0.3mg，每日3～4次。

2. 腹痛

颠茄合剂，每次0.3～1ml，每日3次或按需服用，东莨菪碱，成人口服每次0.3～0.6mg，2～3次。

3. 腹泻

可用诺氟沙星，用法，一次300～400mg，每日2次，疗程5～7d。如腹泻较严重时，临床上多主张点滴，因为大量腹泻后易造成机体脱水。可用葡萄糖250ml＋维生素C（20ml）＋庆大霉素4支，每日1次静点。

（二）慢性胃炎的治疗

1. 消除病因

清除幽门螺旋杆菌　在医生指导下应用抗幽门螺旋杆菌药加若干抗菌药，如丽珠胃三联，由枸橼酸铋钾，口服，每日4次，一次1包，前3次于三餐饭前半小时，第4次于晚餐后2h服用；或每日2次，早晚各服2包。连续服28天为一个疗程。如再继续服用，应遵医嘱，克拉霉素，成人，口服，常用量一次0.25g，每12h 1次；重症感染者一次0.5g，每12h 1次。根据感染的严重程度应连续服用6～14h。儿童口服，6个月以上的儿童按体重一次7.5mg/kg，每12h1次。或按以下方法给药：体重8～11kg，一次62.5mg，每12h1次；体重12～19kg，一次0.125g，每12h 1次；体重20～29kg，一次0.1875g，每12h1次；体重30～40kg，一次0.250g，每12h1次；根据感染的严重程度应连续服用5～10h替硝唑（具体用量遵医嘱）连用。

2. 对症治疗

（1）胃酸缺乏　饭前可服用稀盐酸、胃蛋白酶合剂，每次10ml，一日三次，饭前或进食时服。

（2）消化不良　多酶片，健胃消食片。

（3）恶心呕吐　多潘立酮（吗丁啉）。

（三）中药治疗

胃苏颗粒　［用法用量］口服。一次15克，一日3次，开水冲服。孕妇忌服。

三九胃泰颗粒［用法用量］口服。一次1～2袋，一日2～4次，开水冲服。

气滞胃痛颗粒［用法用量］口服。一次5g，一日3次，开水冲服。

香砂养胃丸　［用法用量］口服。一次9g，一日2次。

温胃舒　［用法用量］口服。颗粒剂，一次10～20g，一日2次，开水冲服。胃大出血时及孕妇忌服。

养胃舒　　［用法用量］口服。颗粒剂，一次 10～20g，一日 2 次，开水冲服。孕妇慎服。

摩罗丹　　［用法用量］口服。大蜜丸，一次 1～2 丸，一日 3 次，饭前用米汤或白开水送服，三个月为一疗程。服药期间忌刺激性食物及酒、浓茶、咖啡等饮料。孕妇忌服。

虚寒胃痛颗粒［用法用量］口服。一次 1～2 袋，一日 2 次，开水冲服。

加味保和丸［用法用量］口服。一次 6g，一日 2 次。

五、建议

（1）加强饮食卫生。

（2）进餐定时定量，且细嚼慢咽。

（3）不吸烟、不酗酒。

（4）治疗期间注意多饮水。

＊温馨提示

急性胃肠炎为夏季常见疾病，常由于饮食不当引起，轻者腹痛腹泻，重者可由于剧烈腹泻引起脱水，甚至造成严重后果，所以，注意平时饮食卫生，特别是在夏季，注意减少或者避免不洁饮食。

第二节　消化性溃疡

消化性溃疡简称溃疡病，主要指发生在胃和十二指肠的慢性溃疡，即胃溃疡和十二指肠溃疡，因溃疡形成与胃酸、胃蛋白酶的消化作用有关而得名。溃疡黏膜缺损超过黏膜肌层，不同于糜烂。

消化性溃疡是全球性的常见病，约 10% 的人一生中得过此病，本病可发生于任何年龄。临床上十二指肠溃疡较胃溃疡多见，两者比约为 3∶1。

一、诊断提示

（一）上腹痛

1. 疼痛性质

钝痛、灼痛、胀痛或剧痛，也可表现为饥饿样不适感

2. 病程

慢性病程，多数患者可长达几年或几十年

3. 疼痛部位

范围局限如手掌大小，胃溃疡疼痛多位于上腹正中或稍偏左，十二指肠溃疡疼痛部位多位于上腹正中或稍偏右。位置不绝对，可有重叠。

4. 节律性疼痛

疼痛与胃酸刺激有关

（1）胃溃疡　疼痛通常在餐后一个小时内发生，经 1～2h 后逐渐缓解，在下次进餐

前消失，总结为“进餐——疼痛——缓解”

（2）十二指肠溃疡 疼痛在两餐之间发生（大概为餐后2小时左右），持续不减，直至下次进餐或服用制酸药后缓解，总结为“进食——缓解——疼痛”

（二）其他症状

上腹饱胀、反酸、嗳气、呕吐等。

二、询问病情

（1）您上腹疼痛有多长时间了？

（2）您抽烟、喝酒吗？

（3）您上腹疼痛跟您的进食有关系吗？

（4）进食和您胃痛的关系是什么？

（5）您有过吐血的症状吗？

（6）您是否有过便血的症状？

三、治疗

治疗原则：消除病因、解除症状、促进溃疡愈合、防止复发、避免并发症。

（一）一般治疗

生活规律、劳逸结合，避免精神过度紧张，学会放松，饮食注意规律性，避免暴饮暴食，避免进食刺激性过大的食物。

（二）药物治疗

1. 根除幽门螺旋杆菌

三联疗法，奥美拉唑、兰索拉唑、枸橼酸铋钾三选一，克拉霉素、阿莫西林、替硝唑三选二，联用（具体用量请参照慢性胃炎）。

2. 减少胃黏膜损害药物

（1）H_2受体拮抗剂 常用药物为①西米替丁，用法，a. 治疗十二指肠溃疡或病理性高分泌状态，一次0.2～0.4g，一日4次，餐后及睡前服，或一次0.8g，睡前1次服；b. 预防溃疡复发，一次0.4g，睡前服；c. 肾功能不全患者用量减为一次0.2g，12h 1次；d. 老年患者用量酌减。e. 小儿：口服，一次按体重5～10mg/kg，每日2～4次。②雷尼替丁，用法，每次150mg，每日2次，早晚饭时服。维持剂量为每日150，于饭前顿服。③法莫替丁，用法，每次20mg，一日2次，早餐后，晚餐后或临睡前服，24h内不超过40mg（2片）。

（2）质子泵抑制剂 常用药物为奥美拉唑，用法，每次20mg，每日1次，疗程2～4周。兰索拉唑，用法，成人，口服每次15～30mg，每日1次，于清晨口服。十二指肠溃疡疗程4周；胃溃疡4～6周。

（3）碱性抗酸药 常用药物为氢氧化铝，用法，口服，一次0.6～0.9g（一次2～3片），每日3次，餐前1小时服。

3. 加强黏膜保护因素的药物

（1）硫糖铝 用法，口服。成人一次4片，一日4次，餐前1h及睡前嚼碎后服用。

（2）前列腺素

（3）胶体次枸橼酸铋

4. 中药治疗

可选用香砂养胃丸、胃苏颗粒、摩罗丹，其用法见胃炎。此外还可选用：

良附丸 ［用法用量］口服。一次3～6g，一日2次。呕吐者不宜使用。

健胃消食片 ［用法用量］口服。一次4～6片，一日3次，可以咀嚼。孕妇慎用。

阴虚胃痛颗粒［用法用量］口服。一次10g，一日3次，开水冲服。

加味左金丸 ［用法用量］口服。一次6g，一日2次。

四、建议

（1）合理化饮食

（2）学会放松自己，避免精神紧张、压抑

（3）如果患有本病，应注意学习本病的知识。知己知彼百战百胜

（4）禁酒

第三节 慢性乙型病毒性肝炎

慢性乙型病毒性肝炎是由乙型肝炎病毒（HBV）持续感染引起的肝脏慢性炎症坏死性疾病，此病多见于青壮年男性，常在婴幼儿时期感染引起，少数急性起病而持久不愈。发展中国家发病率高，据统计，全世界无症状乙肝病毒携带者（HBsAg携带者）超过2.8亿，我国约占9300万。多数无症状，其中1/3出现肝损害的临床表现。目前我国有乙肝患者3000万。

一、诊断提示

轻度患者可无明显症状，仅在体检时发现肝脏肿大或肝功能异常。常见乏力、全身不适、食欲减退、肝区疼痛、低热、失眠等。患者面色晦暗，皮肤、巩膜黄染，可有蜘蛛痣、肝掌。肝脏肿大，多有压痛或叩击痛。脾脏多肿大。病情严重者可出现黄疸加重、腹水、下肢浮肿、出血倾向及肝性脑病。慢性肝炎可出现皮疹、关节炎、结节性多动脉炎、再障、肾小球肾炎、结肠直肠炎等。

二、询问病情

（1）您曾经检查过乙型肝炎吗？（大部分人了解自己的身体状态）

（2）您感觉您的食欲比以前有变化吗？

（3）您体重较以前有变化吗？

（4）您皮肤较以前是否更黄？

（5）您还有什么其他的不舒服吗？

三、治疗

（一）一般治疗

如在活动期应住院治疗，多休息、给予充足的营养和多种维生素，禁酒，戒烟，坚决避免疲劳，如为妇女应避免妊娠。

（二）药物治疗

1. 保护肝脏的药物

水飞蓟素，可保护肝脏细胞膜，口服3～6个月。多烯磷脂酰胆碱，可保护肝细胞膜及DNA作用，可口服或静脉注射。

2. 抗病毒药物

（1）干扰素　可抑制HBV的复制，可500万单位皮下注射每日一次或1000万单位每周三次，连续6个月。约有30%～50%患者获得应答，效果较明显，部分停药后会有反复现象，但是疗效不能巩固。不良反应有，发热、全身不适、恶心、呕吐、腹泻、肌肉酸痛、脱发、骨髓抑制等。

（2）拉米夫定　口服用药，100mg/d，2～4周后，血清中HBV－DNA可明显下降，服用12周后转阴率可达到90%以上。不良反应较轻。

（3）泛昔洛韦　500mg，每日3次，用16周，由于效果不如拉米夫定，所以可以与其联合应用，提高疗效。

3. 中药治疗

舒肝颗粒　［用法用量］口服。一次1袋，一日2次。孕妇禁用。

乙肝解毒胶囊　［用法用量］口服。一次64粒，一日3次。

乙肝扶正胶囊　［用法用量］口服。一次4粒，一日3次。

朝阳丸　［用法用量］口服。一次1丸，一日1次。

四、建议

（1）乙型肝炎治疗还在探究阶段，用药类型剂量要严格遵循医嘱。

（2）乙型肝炎严重威胁着人群，中国是乙肝大国，要宣传乙肝的预防，减少病毒携带者。婴幼儿、儿童及高危人群应接种乙肝疫苗，积极防治、严格控制输血及血制品，如发现或怀疑有伤口或针刺感染可能时，可应用高效乙肝免疫球蛋白。

＊温馨提示

乙型肝炎传染的方式主要为血液传播，要加强对乙肝病人的治疗。应加强卫生常识普及宣传，养成良好卫生习惯。通过以上措施，相信不久的将来，乙肝病人将大大减少。

第四节　溃疡性结肠炎

溃疡性结肠炎是一种病因尚不十分清楚的慢性非特异性疾病。病变多位于乙状结肠和直肠，也可延伸至降结肠，甚至整个结肠。病理漫长，常反复发作。本病可发生在任何年龄，多见于20～40岁。本病在我国较多，且病情一般较轻，但近年来患病率有所增加。

一、诊断提示

此病多数起病缓，病程长，可达数十年，少数急性起病。常发作期与缓解期交替逐渐加重，偶见急性发作。精神刺激、劳累、饮食失调、继发感染为此病诱发因素。

（一）消化道提示

1. 腹泻

腹泻是本病的主要症状，见于绝大多数患者。通过观察大便次数和便血情况可判断病情轻重。轻者每日排便次数2～4次，便血轻或无；重者可每1～2h一次，并且粪便中含有黏液脓血，甚至大量便血。

2. 腹痛

腹痛多局限于左下腹或下腹部，常为痉挛性疼痛。疼痛特点通常为疼痛－便意－便后缓解。伴里急后重。

3. 其他症状

可伴腹胀、恶心、呕吐等

（二）全身症状提示

多见于中、重度患者。常伴低热或中度发热。重度患者可见高热、心率增加、消瘦、衰弱、贫血、水电解质紊乱等表现。

（三）肠外症状提示

关节炎、结节性红斑、巩膜外层炎、口腔复发性溃疡、系统性红斑狼疮等可伴此病发生。

（四）临床分型

1. 按临床病程分

（1）初发型

（2）慢性复发型

（3）急性爆发型

2. 按病情轻重分

（1）轻度 每日腹泻4次以下，无或仅有轻微全身症状

（2）中度 轻度和重度之间

（3）重度 腹泻频繁伴有黏液脓血，伴随全身症状

二、询问病情

（1）您腹泻多长时间了？

（2）您这两天都吃什么东西了？

（3）您腹泻严重吗？粪便中有脓液或脓血吗？

（4）您有发热、恶心、呕吐、心慌等症状吗？

三、治疗

治疗原则：控制急性发作、缓解症状、减少复发、防治并发症。

（一）一般治疗

强调休息、饮食和营养。急性发作期或病情严重时应卧床休息，减轻负担，注意劳逸结合，给予流质饮食，待病情好转后改为富营养少渣饮食。病情轻中度患者对腹痛、腹泻应对症治疗，可用阿托品、地芬诺酯（苯乙哌啶），注意用量，如大剂量，在重症患者有诱发中毒性巨结肠的危险。

（二）药物治疗

1. 氨基水杨酸制剂

柳氮磺吡啶（简称 SASP）是治疗本病的常用药物，用法为每日 4g，分四次口服，用药 3 ~4 周后病情缓解可减量使用 3 ~4 周，然后改为维持量每日 2g，分次口服，维持 1 ~2 年。不良反应有食欲减退、恶心、呕吐、头痛等，餐后服药可减轻消化道反应。如病变局限于直肠和乙状结肠，可用 5 - 氨基水杨酸 1 ~2g 置于溶液中灌肠，每日 1 次，2 周为一个疗程，必要时可重复。

2. 肾上腺糖皮质激素

对急性发作期有较好的疗效。适用于对氨基酸水杨酸制剂疗效不佳的轻中度患者，特别适用于重型活动患者及急性暴发型患者可口服泼尼松每日 40mg，或静滴氢化考的松琥珀酸钠每日 300mg，症状好转后逐步减量。有时需加用广谱抗生素以控制继发感染。

3. 免疫抑制剂

对于 SASP 或肾上腺糖皮质激素治疗无效的患者，可改用硫唑嘌呤，用法，每日 1.5mg/kg，分 2 ~4 次口服，疗程约 1 年，本要副作用多，切忌慎用。

4. 中药治疗

补脾益肠丸 ［用法用量］口服。水丸，一次 6 ~9g，一日 3 次。

参苓白术丸 ［用法用量］口服。一次 3 ~6g，一日 2 次。便秘者忌用。

附子理中丸 ［用法用量］口服。大蜜丸，一次 1 丸，一日 2 次。孕妇慎服。

（三）手术治疗

并发大出血、肠穿孔、重型患者合并中毒性巨结肠，经内科治疗无效且伴严重毒血症状者，可考虑手术治疗。

第五节 急性阑尾炎

急性阑尾炎是外科很常见的一种疾病，属于最多见的急腹症，约占外科急腹症的 40% ~50%。其预后取决于是否能及时诊断和治疗。此病可发生于任何年龄段，以青年人多见。引起急性阑尾炎的原因通常是由于阑尾管腔的阻塞、细菌侵袭等。

一、诊断提示

1. 症状

（1）腹痛　典发型腹痛起始于上腹部，逐渐转移到脐周，几小时后转移到右下腹。并且呈持续性疼痛，阵发性加重。如疼痛特别严重，而后突然减轻，但范围扩大，疑似穿孔，应立即送往医院治疗。

（2）消化道症状　早期可有厌食、恶心、呕吐、腹胀、腹泻等症状。

（3）全身症状　早期乏力，炎症严重时，可出现发热、头痛、全身无力、心率增加等全身症状。

2. 体征

（1）右下腹压痛　在患者右下腹（麦氏点）有压痛，麦氏点的位置大概在脐和右髂前上棘连线的外1/3。

（2）腹膜刺激征　反跳痛、腹肌紧张、肠鸣音消失等。

二、询问病情

（1）您腹痛多长时间了？

（2）腹痛的位置大概在哪里？

（3）腹痛随时间而变化吗？

（4）您饭后剧烈运动了吗？

（5）您是否感觉自己有发热、恶心、呕吐等？

三、治疗

1. 手术治疗

一般情况下应该提醒患者及时就医，尽早进行手术治疗，切除阑尾。

2. 非手术治疗

（1）一般治疗　卧床休息、禁食、适当补液、对症处理。

（2）抗菌治疗　酌情选用有效抗生素如氨苄青霉素口服，成人，每日3~6g，小儿，每日50~100mg/kg，分2~4次，或选用抗厌氧菌的药物如替硝唑（具体用量遵医嘱）。

四、建议

（1）增强体质，讲究卫生。

（2）注意不要受凉和饮食不节。

（3）及时治疗便秘及肠道寄生虫。

第五章　循环系统疾病

循环系统包括心脏、血管和调节血液循环的神经体液装置。主要作用是为全身组织器官输送血液，通过血液的流动将氧气、营养物质、激素等供给组织，而将代谢废物运出体外，以保证正常新陈代谢的进行。

循环系统疾病包括心脏和血管疾病，总称为心血管病，是严重危害人民健康和社会劳动力的重要疾病

第一节　心律失常

正常心率的冲动起源于窦房结，并且按照正常顺序激动心房和心室，频率为每分钟60~100次，节律比较规则。心律失常是指心脏冲动的频率、节律、起源部位、传导速度或激动次序的异常。按照发生原理，区分为冲动形成异常和冲动传导异常。

一、诊断提示

（一）冲动形成异常

1. 窦性心律失常

（1）窦性心动过速　可见于健康人吸烟、咖啡、酒精、体力活动等情绪激动时，也可见于某些病态，如发热、甲亢、贫血等。

（2）窦性心动过缓　常见于健康年轻人、运动员或睡眠时。病态见于颅内疾病、低温、缺氧等。

（3）窦性心律不齐。

（4）窦性停搏　指窦房结不能产生冲动。

2. 异位心律

病理情况下使得潜在起搏点成为主导起搏点的情况。

（1）被动性异位心律　①逸搏（房性、房室交界区性、室性）②逸搏心律（房性、房室交界区性、室性）

（2）主动性异位心律　① 期前收缩（房性、房室交界区性、室性）；②阵发性心动过速（房性、房室交界区性、房室折返性、室性）；③心房扑动、心房颤动；④心室扑动、心室颤动；

（二）冲动传导异常

1. 生理性

干扰及房室分离

2. 病理性

（1）窦房传导阻滞；

（2）房内传导阻滞；
（3）房室传导阻滞（分为第一、二、三度）；
（4）束支或分支阻滞或室内阻滞；

二、治疗（见表5-1）

表5-1　心律失常的治疗

类别	药物名称	适应证	用法用量	常见副作用
ⅠA	奎尼丁	早搏、房颤、房扑、室上性心动过速	先口服0.1g，观察1d，如无过敏反应，次日服0.2g每次，2~4h1次，连续5次。如心律未转为窦性，且无明显毒性反应，翌日用至每次0.3g，2h1次，连续5次，仍来转为窦性节律者可再服1d，然后改为每次0.4g，每日剂量>2g，转为窦性节律后，可用维持量，每次0.2~0.3g，每日3~4次。频发早搏：每次0.2g，每日3~4次。极量：每次0.6g，每日3g，口服	约有1/3病人会出现不良反应，早期常见厌食、恶心、呕吐、腹泻等胃肠道反应，久用后有耳鸣等，或严重室性心律失常
	普鲁卡因胺	早搏、房颤、房扑、室上性心动过速	口服：每次0.5~1.0g，1日3~4次	1. 其不良反应有恶心、腹泻、头晕、神经过敏、视力模糊等。2. 长期用药可产生耐药性，即使增加剂量也无效
ⅠB	苯妥英钠	适用于洋地黄中毒所致的室性及室上性心律失常	成人常用：100~300 mg，一次服或分2~3次服用，或第一日10~15mg/kg，第2~4日7.5~10mg/kg，维持量2~6mg/kg。 小儿常用量：开始按体重5 mg/kg，分2~3次口服，根据病情调整每日量不超过300mg，维持量4~8 mg/ kg，或按体表面积250mg/m2，分2~3次口服	头晕、嗜睡、牙龈肥大、低血压、窦性停搏等
	利多卡因	室早、室速、室颤	静脉注射：每次静注每千克体重1~3mg，注射速度可较快。若无效，10~15min可再注射同量1次，同时取100mg，加于5%~10%葡萄糖液100~200ml内作静滴。1次治疗总量每千克体重4~6mg	头晕、嗜睡、意识模糊、抽搐、房室传导阻滞等
ⅠC	普罗帕酮	室性或室上性异位搏动，室性或室上性心动过速，预激综合征	口服：治疗量每日300~900mg，分4~6次服用。维持量每日300~600mg，分2~4次服用。 静注：每8h静注70mg，或在1次静注后继以静滴（每小时20~40mg）	恶心、呕吐、头晕、头疼、体位性低血压、房室和室内传导阻滞
Ⅱ	普萘洛尔	窦性心动过速、室上性心动过速	每日10~30mg，分3次服，用量根据心律、心率及血压变化而及时调整	窦性心动过缓、低血压、支气管哮喘、心功能不全等

续表

类别	药物名称	适应证	用法用量	常见副作用
Ⅲ	胺碘酮	室性和室上性心动过速和早搏、阵发性心房扑动和颤抖、预激综合征等	口服：开始每次200mg，1日3次，饭后服；3日后改用维持量，每次200mg，1日1~2次，或每次100mg，1日3次。 静滴：300mg加入250ml等渗盐水中，30min内滴完。	主要有胃肠道反应（食欲不振、恶心、腹胀、便秘等）及角膜色素沉着。低血压、窦性心动过缓，甚至严重心率失常等
Ⅳ	维拉帕米	室上性早搏、室上速等	口服：成人：40~80mg每日3~4次。静注：成人5~10mg溶于葡萄糖液20ml，缓慢静注。隔10~15min可重复1~2次，如无效则停用，考虑用其他药物或措施；有效后改静滴，滴速0.1mg/分或口服。 儿童：每次0.1~0.3mg/kg，15min后重复1次，无效则停药。	窦性心动过缓、低血压、房室传导阻滞、心功能不全等

中药治疗：

宁心宝［用法用量］口服。一次2粒，一日3次。饭前温开水吞服。

心宝［用法用量］口服。一次1~2粒，一日2~3次。孕妇、青光眼患者忌服。

黄杨宁片［用法用量］口服。一次1~2mg，一日2~3次。

稳心颗粒［用法用量］口服。一次1袋，一日3次。孕妇慎用。

三、预防

1. 预防诱发因素

避免诱因，如：吸烟、酗酒、过劳、紧张、激动、暴饮暴食，消化不良，感冒发烧，摄入盐过多，血钾、血镁低等。

2. 情绪稳定

保持平和稳定的情绪，精神放松，不过度紧张。精神因素中尤其紧张的情绪易诱发心律失常。所以病人要以平和的心态去对待，避免过喜、过悲。过怒，不计较小事，遇事自己能宽慰自己。

3. 自我监测

自我监测在心律失常不易被抓到时，病人自己最能发现问题。有些心律失常常有先兆症状，若能及时发现及时采取措施，可减少甚至避免再发心律失常。

有些病人对自己的心律失常治疗摸索出一套自我治疗的方法，当发生时用以往的经验能控制心律失常。如“阵发性室上性心动过速”病人，发作后立即用刺激咽喉致恶心呕吐，或深呼吸动作，或压迫眼球可达到刺激迷走神经，减慢心率的目的，也能马上转复。

4. 合理用药

合理用药心律失常治疗中强调用药个体化，而有些病人往往愿意接受病友的建议而自行改药、改量。这样做是危险的。病人必须按医生要求服药，并注意观察用药后的反应。有些抗心律失常药有时能导致心律失常，所以，应尽量少用药，做到合理配伍。

5. 定期检查身体定期复查心电图。

6. 生活要规律

养成按时作息的习惯，避免兴奋、紧张，保证睡眠。

第二节 高血压

高血压是以体循环动脉血压升高为主要表现，并可影响心、脑、肾和视网膜等重要器官，甚至造成器官衰竭等严重后果的一种常见疾病。

高血压分为原发性高血压和继发性高血压两类，原发性高血压约占高血压患者的90%以上，继发性高血压为某些疾病的一种表现，约占高血压患者的5%。

据我国统计资料显示，中国35至74岁人群中，高血压发病率高达27%，患者人数约为一亿三千万，且呈上升趋势，此病严重威胁着人类的健康甚至生命。

一、病因

高血压的病因迄今未明，而发现与发病有关的因素为

1. 遗传因素

高血压有明显的家族聚集性，认为属多基因遗传缺陷，父母均有高血玉，子女的发病率高达46%。

2. 年龄与性别

40岁以后发病率明显升高，男性略高于女性，差别不大。

3. 饮食

（1）钠盐的摄入　在对钠盐敏感的人群中，摄入盐过多会导致血压升高（有人认为食盐<2g/d，几乎不发生高血压，3~4g/d，发病率为3%，4~15g/d，发病率15%，>20g/d，发病率30%）在对钠盐敏感的人群中，摄入盐过多会导致血压升高（有人认为食盐<2g/d，几乎不发生高血压，3~4g/d，发病率为3%，4~15g/d，发病率15%，>20g/d，发病率30%）

（2）高脂饮食　素食主义者比肉食主义者患高血压的概率小，所以，减少食物中饱和脂肪酸/不饱和脂肪酸的比值，可使血压降低。

4. 体重

血压与体重呈正相关，肥胖者发病率高于体重正常者。

5. 职业与环境因素

注意力高度集中，精神紧张、视觉、听觉形成慢性刺激均易发生高血压。

6. 其他因素

吸烟、某些药物、糖尿病等，也是引起高血压的易发因素。

二、诊断提示

1. 一般表现

大多数起病缓慢，缺乏特殊的临床表现。常见的症状有头晕、头痛、颈部不适、心悸、注意力不集中、烦躁、易怒、失眠等。

2. 并发症

（1）心脏表现 由于血压长期升高，左心室负荷过重，于是造成左心室肥厚、扩大形成高血压性心脏病，最终可导致充血型心力衰竭。高血压也可引起冠状动脉粥样硬化。

（2）脑的表现 常见症状为头痛、头晕、头部沉重感。随着病情发展，后期可出现多种脑血管意外。

（3）肾的表现 当肾动脉受损害时，可出现蛋白尿、肾功能损害等。

（4）眼底表现 视网膜动脉硬化、破裂，引起出血，或神经乳头水肿等。

3. 分类和诊断

（1）高血压的诊断

血压增高到达高血压标准并排除继发性高血压者，可诊断为高血压。但测量时，要注意需在静息状态下不同时间重复测量。尤其初诊时，应测非同日血压最少三次，如均超过高血压标准，可诊断为高血压。

（2）高血压的分类（见表5－2）

表5－2 高血压的分类

类别	收缩压（高压）mmHg		舒张压（低压）mmHg
理想血压	＜120	和	＜80BHDWG2
正常血压	＜130	和	＜85
正常高值	130～139	或	85～89
高血压			
1级高血压（轻度）	140～159	或	90～99
亚组：临界高血压	140～149	或	90～94
2级高血压（中度）	160～179	或	100～109
3级高血压（重度）	≥180	或	≥110
单纯收缩期高血压	≥140	和	＜90BH
亚组：临街收缩期高血压	140～149	和	＜90

三、治疗

（一）治疗原则

保持血压稳定，有效减少心脑肾等器官并发症。

（二）非药物治疗

低盐低脂饮食、戒烟戒酒、注意劳逸适度、坚持适当运动。

（三）药物治疗

1. 利尿剂

通过减少血浆容量及心排血量，排钠、减少细胞外容量，降低外周阻力从而起到降低血压的效果。

常用药物有，氢氯噻嗪（双氢克尿噻、双氢氯噻嗪），用法，每日25～100mg，分1

~2 次服用，并按降压效果调整剂量。寿比山，用法，口服，一次 2.5mg（1 片），每日 1 次。

2. β 受体阻滞剂

通过降低心率、减弱心肌收缩能力，从而降低心输出量、降低血压。常用药物有：

（1）阿替洛尔（氨酰心安） 用法，①口服：成人：12.5 ~25mg，每日 2 次。根据心率和血压酌情调整。②口服：一般 100mg，每日 1 次。用于心绞痛，100mg，每日 1 次，或每次 25 ~50mg，每日 2 次；用于高血压，50 ~200mg，每日 1 次。

（2）美托洛尔（倍他乐克） 用法，口服：因个体差异较大，故剂量需个体化。一般情况下，用于高血压病，开始时 100mg，每日 1 次，维持量为 100 ~200mg，每日 1 次，必要时增至每日 400mg，早晚分服。用于心绞痛，100 ~150mg，分 2 ~3 次服，必要时可增至 150 ~300mg/d。

3. 钙拮抗剂

通过抑制钙离子的内流，降低血管平滑肌的张力，从而起到降压结果。常用药物有：

（1）硝苯地平（心痛定、利心平） 用法，口服，成人，每次 5 ~10mg，每日 3 次，必要时可增加计量到每次 20mg，每日 3 次。

（2）尼群地平 用法，成人，开始一次口服 10mg，每日 1 次，以后可根据情况调整为 20mg 每日 2 次。

4. 血管紧张素转化酶抑制剂

通过抑制血管紧张素Ⅰ转变为血管紧张素Ⅱ，起到降低血压的效果。常用药物有卡托普利，口服一次 12.5mg（1 片），每日 2 ~3 次，按需要 1 ~2 周内增至 50mg（4 片），每日 2 ~3 次，疗效仍不满意时可加用其他降压药。

5. 血管紧张素Ⅱ受体拮抗剂

通过阻断血管紧张素Ⅱ与受体结合达到降压目的。常用药物有，氯沙坦，通常剂量为 50mg，每日 1 次，治疗 3 ~6 周后达到最大抗高血压效应。在部分病人中，天天剂量可增加到 100mg。血容量不足的病人（例如应用大量利尿剂）起始剂量应该为 25mg，每日 1 次。

6. α 受体阻滞剂

舒张血管平滑肌，降低周围阻力，特别是扩张小动脉，降低血压，特别是舒张压降低更显著常用药物有，哌唑嗪，用法，首剂 0.5 ~1mg，于睡前服用。此后可逐渐增至 15mg/d，分 2 ~3 次口服。

7. 中药治疗

牛黄降压丸 ［用法用量］口服。大蜜丸，一次 1 ~2 丸，一日 2 次。腹泻者忌服。孕妇慎用。

天麻钩藤颗粒 ［用法用量］口服。一次 1 袋，重症一次 2 袋，一日 3 次。孕妇忌服。

脑立清片 ［用法用量］口服。一次 5 片，一日 2 次。本品不宜长期服用。孕妇忌服。

愈风宁心片 ［用法用量］口服。一次 5 片，一日 3 次。对本品成分过敏者禁用。

＊温馨提示

我们无法改变一些先天性因素，但是我们可以从改善后天因素做到预防高血压的发生，如：采取减少食盐量、减轻体重、戒烟、少饮酒或不饮酒、增加体力运动等积极有效的措施，就可以降低高血压的患病率。而对已发生高血压病的患者，通过积极地治疗，血压可以得到有效控制，心、脑血管的并发症也随之减少，病人生活质量得到改善。

第三节 冠状动脉粥样硬化性心脏病

冠状动脉粥样硬化性心脏病，简称冠心病，是一种由冠状动脉器质性（动脉粥样硬化或动力性血管痉挛）狭窄或阻塞引起的心肌缺血缺氧（心绞痛）或心肌梗死的心脏病，亦称缺血性心脏病。本病是动脉粥样硬化导致器官病变的最常见类型。

本病多发于40～50岁以后，男性多于女性，在欧美等发达国家本病较为常见，我国较国外发病率低，但今年呈增长趋势。

一、病因

本病病因尚未明确，可能与下列因素有关：

1. 高血压

与本病关系密切，冠心病患者70%左右合并高血压，高血压病人患本病是血压正常者的4倍。

2. 高血脂

与冠心病患病率和死亡率也有着密切关系，由于遗传、脂肪摄入过多、脂质代谢紊乱造成的血脂升高，容易引起本病的发生。

3. 糖尿病

糖尿病患者此病的发病率约为正常人的2倍，且发病年龄较轻。

4. 年龄性别

多见于40～50岁以上，50岁以上尤为常见。男性多于女性，但女性绝经期后患病率会明显上升。

5. 遗传

家族中有在年轻时患本病者，其近亲患病的概率为正常人的5倍左右

6. 其他

冠心病的发病还和性格、职业、肥胖、吸烟等有着密切关系，如性格暴躁、工作压力大、身体肥胖、经常吸烟者冠心病发病率明显高于没有以上情况的人。

二、诊断提示

根据1979年WHO将冠心病分为五种类型：无症状性心肌缺血、心绞痛、心肌梗死、缺血性心脏病和猝死。

1. 无症状性心肌缺血

患者平时无任何不适，不影响工作和各类活动，但从心电图检查中可看到心肌供血不

足。可能为早期冠心病。应予以密切观察，防治急性发作。

（1）心绞痛

心绞痛的表现通常情况下非常典型，一般情况下是由体力劳动、活动过量、愤怒、兴奋、焦虑、吸烟、饱餐受寒等引起心绞痛发作。疼痛部位位于胸骨上、中段后方，可波及心前区，有手掌范围大小，甚至横贯前胸，界限不清。常放射至左肩、左臂、无名指、小指、颈、咽或下颌。疼痛为压榨性、紧缩性、胸部发闷、可伴有窒息感或濒死的恐惧感，患者常不自觉的停下一切活动。心绞痛的发作呈逐步加重，然后3～5min内渐渐消失，可数天或数星期发作一次，也可一日内多次发作。停止活动或休息后，及舌下含服硝酸甘油也可使疼痛消失

（2）心肌梗死

心肌梗死有突然的、剧烈、持续时间较原来长的心绞痛，原用药物无法缓解，疼痛伴有大汗淋漓、面色青紫、心律失常、心功能不全等。

2. 缺血性心脏病

表现为心脏增大、心力衰竭和心律失常，为长期心肌缺血或坏死导致心肌纤维化引起。

3. 猝死型

因原发性心脏骤停而猝然死亡。

在这四种冠心病类型当中临床较多见的为心绞痛，本节我们将着重讨论心绞痛的治疗。

三、询问病情

这里不论是哪种冠心病的急性发作，患者都不太可能到药店进行诊治，我们对这类病所能做的只是及时提供药物。

四、治疗

（一）治疗原则

改善冠状动脉供血、减低心肌耗氧，同时治疗冠状动脉粥样硬化。

（二）发作期的治疗

1. 休息

立即停止一切活动，一般轻度心绞痛患者在停止活动后症状可消失。

2. 药物治疗

（1）硝酸酯制剂　通过扩张冠状动脉和侧支循环、增加心脏血供、扩张外周血管、减轻

心脏负荷、减少耗氧，从而缓解心绞痛。

常用药物有硝酸甘油，此药为急性发作期最常用药物，可用0.3～0.6mg，置于舌下含化，迅速为唾液所溶解而吸收，1～2min起效，约20～30min后症状消失。或硝酸异山梨酯（消心痛）5～10mg，舌下含化，2～5min起效，作用可维持2～3h。

（2）钙拮抗剂　通过抑制心肌收缩、减少心肌氧耗、扩张冠状动脉、解除冠脉痉挛，扩

张周围血管，缓解心绞痛。常用药物有，维拉帕米，40～80mg，每日3次或缓释剂240mg/d，硝苯地平，用法，20～40mg，每日2次。

（3）中药制剂

速效救心丸　［用法用量］舌下含服。滴丸，一次4～6粒，一日3次；急性发作时，一次10～15粒。应采用坐姿服药。

复方丹参滴丸　［用法用量］舌下含服。滴丸，一次10丸，一日3次。孕妇忌服。肝肾功能异常者慎用。

冠心苏合香丸　［用法用量］口服。大蜜丸，一次1丸，一日1～2次。孕妇及哺乳期妇女禁用。肾病患者禁用。有出血倾向者禁用。本品不宜久服。

麝香保心丸　［用法用量］口服。一次1～2丸，一日3次。或症状发作时舌下含化。孕妇及哺乳期妇女禁用。

地奥心血康胶囊［用法用量］口服。一次1粒，一日3次。孕妇忌用。肝病、肾病及年老体弱者慎用。

生脉饮　［用法用量］口服。一次10ml，一日3次。不宜同时喝茶、吃萝卜。

参芍片　［用法用量］口服。一次4片，一日2次。孕妇及妇女月经期慎用。

（4）酌情使用镇静剂。

（5）必要时吸氧。

（三）缓解期治疗

1. 一般治疗

去除或避免各种诱发因素，调节饮食，调整工作量，减轻精神负担。

2. 硝酸酯制剂

一般常用长效制剂，如硝酸异山梨酯，5～20mg，每日3次。或长效硝酸甘油制剂，缓释剂口服、油膏或橡皮膏贴敷胸前及上臂皮肤等。还可用单硝酸异山梨醇酯，20～40mg，每日2次。

3. β受体阻滞剂

阻断拟交感胺类对心率或心收缩力受体的刺激作用，减慢心率、降低血压，减低心肌收缩力和耗氧量，从而缓解心绞痛的发作。常用药物有：

（1）普萘洛尔　用法，10～20mg，每日3次；

（2）氧烯洛尔（心得平）　用法，20～40mg，每日3次；

（3）烯丙洛尔（心得舒）　用法，25～50mg，每日3次。

4. 钙拮抗剂

常用药物有，维拉帕米，用法，80～160mg，每日3次；硝苯地平，用法，10～20mg，每日3次。

（四）其他治疗

冠心病还可通过经皮冠状动脉腔内成形术（PTCA），手术等方式治疗

五、建议

（1）不吸烟

（2）保持血压正常稳定，理想血压是110/70mmHg

（3）维持血脂正常，防治高脂血症，高危人群要定期检查，低脂饮食，运动，和服用降脂药。

（4）避免精神紧张。

（5）运动过少的生活方式是冠心病的重要危险因素，规律地锻炼有助于保持体重，减少高血脂和高血压、冠心病的发生。

（6）维持血糖正常，防治糖尿病。

（7）对已有冠心病危险因素（高血压、糖尿病、高脂血症等）的高危病人，建议长期服心血康防止冠心病的发生。

第四节 妊娠与心脏病

妊娠合并心脏病是严重的妊娠合并症，发病率各国报道不同，约为1%～4%。在我国孕妇死因顺位中，妊娠合并心脏病高居第2位。妊娠合并冠心病最常见的为合并先天性心脏病，其次为妊娠合并风湿性心脏病。妊娠时血液总量增加约30～40%，心率加快，每分钟心搏出量增加，至妊娠32～43周达最高峰，此时心脏负担最重。以后逐渐减轻，产后4～6周恢复正常。此外，水、钠的潴留、氧耗量的增加、子宫血管区含血量的增加、胎盘循环的形成以及因横膈上升使心脏位置改变等，均使心脏的负担随妊娠期的增长而逐渐加重。在正常情况下，心脏还可承受，如心脏功能减退时，此负担可使得心功能进一步减退，甚至导致心衰。

一、妊娠合并心脏病的诊断提示

1. 常见表现

妊娠期由于心血管功能及肺功能的改变，可以出现心悸、气急及浮肿等症状。客观检查可发现心脏轻度扩大、心脏杂音、心电图及X线影像的改变。

（1）临床表现

有下列情况应考虑有器质性心脏病：①有心脏病史；②有Ⅲ级以上粗糙的收缩期杂音；③有舒张期杂音；④严重心律不齐。

（2）辅助检查

X线检查显示心脏显著扩大；超声心动图显示心脏扩大，心肌肥厚，瓣膜运动及心内结构异常。

2. 心脏代偿功能的诊断

心脏病孕产妇的临床经过取决于多种因素，如心脏病类型、是否有并发症等，但主要与心脏功能密切相关。心脏病对妊娠和分娩的影响程度与心脏代偿功能有关，代偿功能的判定系根据日常体力活动时的耐受力如何为标准，分为四级：

Ⅰ级：一般体力活动不受限制。

Ⅱ级：一般体力活动略受限制。休息时舒适如常，但在日常活动时感疲劳、心跳和气急。

Ⅲ级：一般体力活动显著受限。休息时虽无不适，轻微活动即感疲劳、心跳、气急或有轻度心力衰竭现象。过去有心衰史，目前虽无心力衰竭症状者也应归入。

Ⅳ级：已有心力衰竭现象。休息时仍有心跳、气急。

Ⅰ级心脏病变较轻，心功能Ⅱ级以下，在良好的监护下一般可以负担妊娠及分娩，如轻度的二尖瓣狭窄、二尖瓣关闭不全和无发绀型先天性心脏病。心功能Ⅲ级以上，心脏病变较重，如重度二尖瓣病变、主动脉瓣狭窄、发绀型先天性心脏病及主动脉缩窄的病人，妊娠后不能适应血容量及血液动力学的改变，常导致严重后果，不宜妊娠。

二、治疗

妊娠合并冠心病危险性较大，如发现患者，应立即送往医院，住院治疗，并密切观察。而作为药学中专生所能做到的是判断出患者大概情况，给予正确的建议，及时送往医院治疗。

第六章　泌尿系统疾病

泌尿系统是机体排泄代谢产物的途径之一，代谢产物以尿的形成由肾排出。它不仅将机体代谢产生的废物运出体外，且可保持机体内环境相对恒定。泌尿系统由左右两侧肾脏、输尿管、膀胱、尿道组成。由肾脏生成的尿液，通过输尿管暂储于膀胱，当膀胱储尿达一定程度时，激发神经反射作用，经尿道排出体外。

第一节　肾盂肾炎

泌尿系统感染是致病菌侵入泌尿系统而引起的炎症。致病菌多为革兰阴性杆菌。泌尿系感染又称尿路感染，肾盂肾炎、输尿管炎为上尿路感染，膀胱炎、尿道炎为下尿路感染。前者常并发下尿路感染，后者可以单独存在。尿路感染的发病率很高．在感染性疾病中的发病仅次于呼吸道感染。

泌尿系统感染的致病菌多来自肠道，60%～80%为大肠杆菌。诱发感染的因素主要有梗阻因素、机体抗病能力减弱、医源性因素和女性尿道较短等四个因素。

感染途径主要可以分为上行感染、血行感染、淋巴感染和直接感染四种。其中最常见为上行感染和血行感染。

泌尿系统感染的诊断并不困难，有明显的临床症状，特别急性期更明显。在诊断过程中要积极寻找病灶，对病原和病变程度，要精确估计。在尿液镜检中，用美蓝染色判断是革兰阴性杆菌还是革兰阳性球菌。尿液标本要进行细菌培养和药物敏感试验检查。尿沉渣检查，如每高倍视野白细胞超过5个则为脓尿。若为无菌尿的脓尿，要考虑结核、结石和肿瘤的存在。细菌培养和菌落记数是诊断尿路感染的重要依据。

在治疗过程中必须明确致病菌，根据细菌培养和药敏试验的结果，有针对性的选择药物，这是治疗的关键。还应该测量尿液pH值。若尿液为酸性，宜用碱性药物，如碳酸氢钠等，碱化尿液以抑制病菌生长。反之，则选用酸性药物，如维生素C等，酸化尿液，并选用适应于酸性环境的抗菌药物。在治疗时，要注意尿中要有足够的抗菌药物，而不是单纯依赖血药浓度。而且尿液中浓度要比血液浓度高数百倍，才能达到治疗目的。抗菌药物使用原则上应持续到症状消失，尿细菌培养转阴后2周。

肾盂肾炎是肾盂和肾实质的细菌性炎症。

一、病因

致病菌主要为大肠杆菌和其他肠杆菌及革兰阳性细菌，如副大肠杆菌、粪链球菌、葡萄球菌、铜绿假单胞菌。极少数为真菌、病毒、原虫等病原体。多数由尿道进入膀胱，上行感染经输尿管到肾，或者血行感染播散到肾。女性发病率高。

二、诊断提示

1. 临床表现

（1）发热

突然发生寒战、高热，体温高达39oC以上，伴有头痛、全身痛及恶心、呕吐等。热型类似脓毒症，大汗淋漓后体温会下降，以后又可上升。持续1周左右。

（2）腰痛

单侧或双侧腰痛，有明显的肾区压痛。

（3）膀胱刺激症状

上行感染所致的肾盂肾炎发病可出现尿频、尿急、尿痛、血尿，以后出现全身症状。血行感染者常由高热开始，膀胱刺激症状随后出现，有时不明显。

2. 诊断

有典型的临床表现，尿液检查有红细胞、白细胞、蛋白、管型和细菌，尿细菌培养每毫升尿有菌落10^5以上。

三、治疗

1. 全身治疗

卧床休息，多饮水，输液，维持每日尿量在1.5L以上，以利于把炎症物排出。饮食以易消化、富含热量和维生素为主。

2. 抗菌药物治疗

（1）磺胺类抗生素药物　磺胺甲唑（SMZ）和甲氧苄啶（TMP）对铜绿假单胞菌外的革兰阳性及阴性菌有效。

（2）喹诺酮类抗生素药物　其抗菌谱广、作用强、毒性少，但不宜用于儿童和孕妇。

（3）青霉素类抗生素药物

（4）头孢菌素类抗生素药物　第一、二代头孢菌素可用于产酶葡萄球菌感染。第二、三代头孢菌素可对严重革兰阴性杆菌感染作用显著。

（5）氨基糖苷类抗生素药物　阿米卡星、妥布霉素等对铜绿假单胞菌及其他假单孢菌等感染有效。

（6）多肽类抗生素类药物　去甲万古霉素适用于耐药及对青霉素过敏者革兰阳性球菌感染。以上的治疗应个体化，疗程7～14d，静脉用药者可在体温正常，临床症状改善，尿培养转阴后改口服药物维持。

（7）中药治疗

知柏地黄丸　［用法用量］口服。大蜜丸，一次1丸，一日2次。孕妇慎用。

龙胆泻肝丸　［用法用量］口服。水丸，一次3～6g，一日2次。孕妇忌服。不宜长时间服用。

3. 对症治疗

应用碱性药物（碳酸氢钠、枸橼酸钾），降低酸性尿液对膀胱的刺激，以缓解膀胱刺激症状。

第二节 膀胱炎

下尿路感染以膀胱炎为主。可分为急性细菌性膀胱炎和慢性细菌性膀胱炎。

一、急性细菌性膀胱炎

（一）病因

患者女性多见，且25% ~30%在20~40岁。因女性尿道短而直，尿道外口畸形多见，且会阴部常有大量细菌存在，只要有感染因素存在如导尿、个人卫生不洁或个体抵抗力降低，都可导致上行感染。很少由血行感染及淋巴感染所致。男性患者可继发于急性前列腺炎、良性前列腺增生、包皮炎、尿道狭窄、尿路结石、肾脏感染等。也可继发于阑尾脓肿等临近器官的感染。致病菌多数为大肠杆菌。

（二）诊断提示

1. 临床表现

急性细菌性膀胱炎起病突然，有尿痛、尿频、尿急，严重者数分钟排尿一次，且不分昼夜，伴尿不尽感。患者常主诉有尿道烧灼感，甚至不敢排尿。常见终末血尿，有时为全程血尿，甚至有血块排出，可有急迫性尿失禁。

全身症状不明显，体温可正常，有时可有低热，若并发急性肾盂肾炎可出现高热。

2. 诊断

耻骨上膀胱区有压痛，但无腰部压痛。男性患者可并发附睾炎，检查附睾有压痛。如伴有尿道炎，尿道口可见脓性分泌物。

尿沉渣检查有白细胞增多，也可有红细胞。应作尿细菌培养、菌落记数和药敏试验，典型病理为阳性结果。肾功能一般正常。在急性感染期提示患者不要作膀胱镜检查和尿道扩张。尿道有分泌物的可做涂片，进行细菌学检查。

（三）治疗

（1）一般治疗　多饮水，口服碳酸氢钠以碱化尿液，减少对尿路的刺激。并可用颠茄、阿托品、地西泮等药物。膀胱区可热敷、热水坐浴等方法可解除膀胱痉挛。

2. 药物治疗

（1）抗菌药物　可选用磺胺类、头孢菌素类、喹喏酮类等药物，根据药物敏感试验结果，选择敏感的抗菌药物。

（2）雌激素　绝经期后的妇女发病尿路感染较多见，并易重新感染。原因为此时期患者雌激素的缺乏可引起阴道内乳酸杆菌减少和致病菌的繁殖增加，这是重要的感染因素。雌激素的替代疗法可以维持正常阴道内环境，可以减少尿路感染的发生。

二、慢性细菌性膀胱炎

（一）病因

慢性细菌性膀胱炎常是上尿路急性感染迁移或慢性感染所致，也可医一些下尿路病变诱发和继发，如良性前列腺增生、慢性前列腺炎、膀胱结石或异物、尿道狭窄等。

（二）诊断提示

1. 临床表现

尿频、尿急、尿痛反复发作或持续存在，伴有耻骨上膀胱区不适，膀胱充盈时疼痛明显。尿液混浊。

2. 诊断

根据病史和临床症状进行诊断，但必须考虑反复发作或持续存在的原因，否则不能彻底治疗。可进行生殖道炎症的检查。并注意是否有糖尿病或免疫功能低下等疾病。

尿沉渣检查有少量白细胞，可有红细胞。尿细菌培养为阳性，如果多次的尿培养为阴性，应进行泌尿系结核的检查。

（三）治疗

（1）一般治疗　多饮水。病程长，抵抗力弱者，应全身支持，增进营养。

（2）药物治疗　根据药物敏感试验，应用抗菌药物。

（3）处理诱发尿路感染的病因　保持排尿通畅，积极处理诱发尿路感染的病因，必要时进行手术治疗。

第三节　肾小球肾炎

肾小球病是指一组有类似临床表现（如血尿、蛋白尿、高血压等），但病因、发病机制、病理改变、病程和预后不尽相同，病变主要累及双肾肾小球的疾病。可分原发性、继发性和遗传性。原发性肾小球病常病因不明，继发性肾小球病是指全身性疾病（如糖尿病、系统性红斑狼疮等）中的肾小球损害，遗传性肾小球病为遗传变异基因导致的肾小球病。

一、急性肾小球肾炎

急性肾小球肾炎简称急性肾炎，是以急性肾炎综合征为主要临床表现的一组疾病。其特点为急性起病，患者出现血尿、蛋白尿、水肿和高血压，并可伴有一过性氮质血症的一组疾病。多见于链球菌感染后，而其他细菌、病毒及寄生虫感染也可引起。

（一）病因

本病常发于溶血性链球菌 A 族 12 型等“致肾炎菌株”所致上呼吸道感染（多见于扁桃体炎）或皮肤感染（多见于脓疱疮）后。链球菌的致病抗原导致机体免疫反应后，通过循环免疫复合物沉积于肾小球而致病的，也可通过抗原种植于肾小球后再结合抗体形成原位免疫复合物而致病。沉积或形成的免疫复合物激活补体引起免疫介导性炎症反应，从而导致肾小球损害。

（二）诊断提示

1. 临床表现和实验室检查

急性肾炎多见于儿童，男性多于女性。通常于前驱感染后 1 ~ 3 周（平均 10 天左右）

发病，呼吸道感染者的潜伏期较皮肤感染者短。本病起病较急，病情轻重不一。本病大多预后良好，常可在数月内临床自愈。

（1）尿异常

①尿量减少（少尿或无。在水肿时尿量减少，2 周后尿量渐增。②血尿 常为本病的首发症状，几乎全部患者均伴有肾小球源性血尿，有的患者可见肉眼血尿，尿呈洗肉水样或咖啡色。③蛋白尿 血尿的同时可伴有轻、中度蛋白尿，少数患者可呈大量蛋白尿。

（2）水肿

80% 以上患者均有水肿，常为起病的初发表现，典型表现为晨起眼睑水肿伴下肢轻度凹陷性水肿，少数严重者可波及全身。水肿主要是由于肾小球滤过率减低、水钠潴留引起尿量减少。

（3）高血压

约 80% 患者出现一过性轻、中度高血压，常与其钠水潴留有关，利尿后血压可逐渐恢复正常。少数患者出现严重高血压，甚至高血压脑病。

（4）肾功能异常

患者起病早期因肾小球滤过率下降、钠水潴留而尿量减少，少数患者甚至无尿。多于 1 ~2 周后尿量逐渐增加，肾功能于利尿数日后逐渐恢复正常。

2. 诊断

于链球菌感染后 3 周发生血尿、蛋白尿、水肿和高血压，甚至少尿及氮质血症等急性肾炎综合表现，免疫学检查血清 C_3 下降，病情在发病 8 周内逐渐减轻到完全恢复正常，即可临床诊断为急性肾小球肾炎。

（三）治疗

本病治疗以休息和对症治疗为主。急性肾衰竭者应予透析，待其自然恢复。本病为自限性疾病，不适宜用糖皮质激素及细胞毒药物。

1. 一般治疗

急性期应卧床休息，待肉眼血尿消失、水肿消退、血压基本恢复正常可增加活动量。急性期应予低盐（每日 3g 以下）饮食。肾功能正常者不需限制蛋白质入量，但是氮质血症时应限制蛋白质摄入，并以优质的动物蛋白为主。明显少尿患者应限制液体入量。严密观察病情，及早发现并发症。

2. 治疗感染灶

注射青霉素 10 ~14d，过敏者可用大环内酯类抗生素。

3. 对症治疗

包括利尿消肿、降压，预防心脑并发症的发生。休息、低盐和利尿后高血压控制仍不满意时，可加用降压药物。（参见第五章第二节）

4. 透析治疗

少数发生急性肾衰竭，有明显的尿毒综合征，包括心包炎和严重脑病、高钾血症、严重代谢性酸中毒、血容量负荷过重对利尿药物治疗无效者，应及时给予透析治疗以帮助患者度过急性期。本病有自愈倾向，肾功能多可逐渐恢复恢复，一般不需要长期维持透析。

5. 中药治疗

金匮肾气丸 ［用法用量］口服。大蜜丸，一次 1 丸，一日 2 次。孕妇忌服。

二、慢性肾小球肾炎

慢性肾小球肾炎简称慢性肾炎，指蛋白尿、血尿、高血压、水肿为基本临床表现，起病方式各有不同，病情迁延，病变缓慢进展，可有不同程度的肾功能减退，最终将发展为慢性肾衰竭的一组肾小球病。

（一）病因

仅有少数慢性肾炎是由急性肾炎发展所致。慢性肾炎的病因、发病机制和病理类型不尽相同，但是起始因素多为免疫介导炎症。

（二）诊断提示

1. 临床表现和实验室检查

慢性肾炎可发生于任何年龄，但以青中年为主，男性多见。临床特点呈多样性，蛋白尿、血尿、高血压、水肿为基本特点，可有不同程度的肾功能减退，病情时轻时重、迁延，渐进性发展为慢性肾衰竭。多数病例以水肿为首发症状，轻重不一。轻者仅面部和下肢轻微水肿，重者可出现排尿泡沫明显增多或肉眼血尿，或仅出现多尿夜尿，或在整个病程无明显体力减退直至出现严重贫血或尿毒症症状。部分患者临床表现为高血压，病人可出现眼底出血、渗血，甚至视乳头水肿。

2. 诊断

患者尿化验有蛋白尿、血尿、管型尿等异常，水肿及高血压病史达 1 年以上，无论有无肾功能损害都应考虑此病。在排除继发性或遗传性肾小球肾炎后，临床上可诊断为慢性肾小球肾炎。

（三）治疗

慢性肾炎的治疗以防止或延缓肾功能进行性恶化、改善或缓解临床症状及防治严重并发症为主要目的。

1. 一般治疗

高度水肿、严重高血压伴心、肾功能不全者，应绝对卧床休息。当肾功能不良，血中非蛋白氮增高时，应限制蛋白质摄入。

2. 控制高血压

治疗目标是把血压控制在理想水平，对容量依赖性高血压病人可用噻嗪类利尿剂；对肾素依赖性高血压则首选血管紧张素转换酶抑制剂；顽固性高血压可选用不同类型降压药联合应用。（参见第五章第二节）

3. 应用抗血小板聚集药

大剂量双嘧达莫（300～400mg/d）、小剂量阿司匹林（40～300mg/d）有抗血小板聚集作用，对系膜毛细血管性肾小球肾炎有一定的降尿蛋白作用。

4. 糖皮质激素和细胞毒药物

慢性肾炎为临床综合征，其病因、程度和临床表现及肾功能等变异较大，故此类药物是否应用，要区别对待。一般不主张积极应用，但患者肾功能正常或者仅轻度受损，肾脏体积正常，尿蛋白较多，如无禁忌者可试用，无效者逐步撤去。

5. 避免加重肾脏损害因素

感染、劳累、妊娠及肾毒性药物（如氨基糖苷类抗生素、含马兜铃酸中药等）均可能损伤肾脏，导致肾功能恶化，应予以避免。

第七章　血液系统疾病

血液系统由血液和造血器官组成。血液由血浆和悬浮在其中的血细胞（红细胞、白细胞和血小板）组成。出生后主要造血器官是骨髓、胸腺、脾和淋巴结。贫血是血液系统疾病中最常见的疾病，贫血是指人体外周血液单位容积中的血红蛋白量、红细胞记数和红细胞压积低于正常最低值。我国诊断贫血的标准为：血红蛋白成人男性低于120g/L，女性低于110g/L；红细胞成年男性低于$4\times10^{12}/L$，女性低于$3.5\times10^{12}/L$。

第一节　缺铁性贫血

缺铁性贫血是指体内贮存铁缺乏，不能满足正常红细胞生成的需要而发生的贫血。其特点是骨髓、肝、脾等器官组织中缺乏可染铁，血清铁浓度、运铁蛋白饱和度和血清铁蛋白降低，典型的呈小细胞低色素型贫血，是最常见的一种贫血。

一、病因

1. 摄入不足

多见于婴幼儿、青少年、孕妇、哺乳期妇女生理性铁需要量增加时。长期食物缺铁也可在其他人群中引起缺铁性贫血。

2. 吸收障碍

胃大部切除术后，胃酸分泌不足且食物进入空肠速度加快，绕过了铁的主要吸收部位（十二指肠），使铁吸收减少。此外，多种原因造成的胃肠功能紊乱，如长期不明原因的腹泻、慢性肠炎，都可因铁吸收障碍而发生缺铁性贫血。膳食中动物性蛋白含量低，也不利于铁的吸收。

3. 丢失过多

慢性失血，是缺铁性贫血最常见的病因。每失血1ml可丧失0.5mg铁。引起慢性失血的原因有胃肠道出血、钩虫病、痔疮、月经过多等。其他如反复多次血液透析、多次献血等。

二、诊断提示

1. 临床表现

（1）贫血表现　常见乏力、易倦、头昏、头痛、耳鸣、心悸、气促、纳差等；伴皮肤、黏膜的苍白，心率增快等。

（2）组织缺铁表现　如青少年发育迟缓，烦躁不安，咽下困难和咽下时梗阻感和异食癖等。以及皮肤干燥，毛发无光泽易断，指（趾）甲扁平、脆薄易裂、呈勺状。

（3）缺铁原发病表现　如消化性溃疡、肿瘤或痔疮所导致的黑便、血便或者腹部不适，肠道寄生虫感染导致的腹部疼痛或大便性状改变，妇女月经过多，肿瘤性疾病的消瘦等。

2. 实验室检查

（1）血象　小细胞低色素性贫血。血红蛋白降低，网织红细胞计数正常或略高，平均红细胞压积低于 80fl、平均红细胞血红蛋白量小于 27pg 和平均红细胞血红蛋白浓度小于 32% 均降低。白细胞和血小板计数正常或减低。

（2）骨髓象　增生活跃或明显活跃；富含骨髓小粒的涂片铁染色缺乏可染铁是诊断缺铁的最可靠指标。

（3）铁代谢　血清铁低于 8.95mol/L，总铁结合力升高，大于 64.44 mol/L，血清铁蛋白低于 12g/L。

3. 诊断

缺铁性贫血的诊断包含三个方面：

（1）小细胞低色素性贫血　男性血红蛋白低于 120g/L，女性血红蛋白低于 110g/L，孕妇血红蛋白低于 100g/L；平均红细胞压积低于 80fl、平均红细胞血红蛋白量小于 27pg 和平均红细胞血红蛋白浓度小于 32% 均降低。

（2）有缺铁的依据

①贮铁耗尽的诊断　血清铁蛋白低于 12μg/L；骨髓铁染色显示骨髓小粒可染铁消失，铁粒红细胞少于 15%。

②缺铁性红细胞生成的诊断　血清铁低于 8.95μg/L；总铁结合力升高大于 64.44μmol/L，转铁蛋白饱和度低于 15%。

（3）存在铁缺乏的病因，铁剂治疗有效。

三、治疗

治疗缺铁性贫血的主要药物是铁剂。首选口服铁剂，常用硫酸亚铁 0. 3g，每日 3 次，或琥珀酸亚铁 100～200mg，每日 3 次。必要时可用注射铁剂。常用右旋糖酐铁注射剂。一般口服铁剂后网织红细胞数开始上升，7d 达高峰，2 周后血红蛋白开始上升，平均 2 个月恢复。

中药治疗

当归补血口服液　［用法用量］口服。一次 10ml，一日 2 次。感冒及高血压患者慎用。宜饭前服用。

人参养荣丸　［用法用量］口服。大蜜丸，一次 1 丸，一日 1～2 次。孕妇、出血、热盛及身体壮实者忌服。宜饭前服用。

当归补血口服液　［用法用量］口服。一次 20g，早、晚各 1 次，宜饭前服用。咳嗽痰多，腹胀便溏者慎服。儿童及感冒者慎用。

八珍颗粒　［用法用量］口服。一次 1 袋，一日 2 次，开水冲服。孕妇及感冒者慎用。

还可选用阿胶补血膏。

四、建议

口服铁剂会引起胃肠道反应，如恶心、呕吐。注射铁剂会产生局部无菌性脓肿、头痛、肌肉和关节痛、发热、荨麻疹、低血压及过敏性休克。所以应该注意：

（1）铁剂宜饭后服用 以减轻对胃肠道的刺激。

（2）可与维生素 C 同时服用，以利于铁的吸收和利用。

（3）禁饮浓茶，以免茶叶中的鞣酸影响铁在肠道的吸收。

（4）避免与牛奶、咖啡、蛋类、植物纤维、磷酸盐同服，以免高磷影响铁的吸收。用吸管口服液体铁剂，以防止损害牙釉质。

（5）向病人解释服用铁剂后大便会发黑，以避免不必要的紧张。

（6）注射铁剂剂量要准确，宜深部肌内注射。

第二节 巨幼红细胞性贫血

叶酸、维生素 B_{12}缺乏或某些药物影响核苷酸代谢导致细胞脱氧核糖核酸（DNA）合成代谢障碍所致的贫血称巨幼红细胞性贫血。

一、病因

（一）叶酸代谢、生理作用及缺乏原因

1. 叶酸代谢和生理作用

叶酸属于维生素 B 族，富含于新鲜水果、蔬菜、肉类食品中。叶酸主要在十二指肠及近端空肠吸收。每日需从食物中摄入叶酸 200g。人体内叶酸储存量为 5 ~ 20 mg，近 1/2 在肝。叶酸主要经尿和粪便排出体外。叶酸在体内可还原为具有活性的四氢叶酸，其在嘌呤、嘧啶碱的合成中起重要作用，与核酸和蛋白质合成密切相关，叶酸缺乏时，骨髓细胞分化障碍，红细胞合成血红蛋白减少，可导致以大细胞、低色素为特点的巨幼红细胞性贫血。因白细胞分裂增殖也需叶酸，故叶酸缺乏时可见外周血液中粒细胞减少，粒细胞体积也偏大，核分叶增多。

2. 叶酸缺乏的原因

（1）摄入减少 主要原因是食物加工不当，破坏大量的叶酸，其次是偏食，缺少富含叶酸的蔬菜、肉蛋类食物。

（2）需要量增加 多见于婴幼儿、青少年、孕妇、哺乳期妇女需要量增加而未及时补充；慢性感染、肿瘤、甲状腺功能亢进等消耗性疾病患者，叶酸的需要量也增加。

（3）吸收障碍 腹泻、小肠炎症、肿瘤、手术及某些药物（抗癫痫药物）、乙醇等影响叶酸的吸收。

（4）利用障碍和排出增加 血液透析、酗酒可增加叶酸排出。

（二）维生素 B_{12}代谢，生理作用及缺乏的原因

1. 维生素 B_{12}代谢和生理作用

维生素 B_{12}在人体内以甲基钴胺素形式存在于血浆，以 5 - 脱氧腺苷钴胺素形式存在

于肝及其他组织。正常人每日要从食物中摄取 1g 的维生素 B_{12}。维生素 B_{12} 在胃内于与因子结合，才能被吸收利用，主要经粪便和尿排出体外。甲基钴胺素可促进叶酸的周转利用，缺乏维生素 B_{12}，同样可引起巨幼红细胞性贫血。

2. 维生素 B_{12} 缺乏的原因

（1）摄入减少　完全素食者因摄入减少而导致缺乏。

（2）吸收障碍　为最常见的原因，可见于①内因子缺乏，如恶心贫血、胃切除、胃黏膜萎缩等；②胃酸和胃蛋白酶缺乏；③肠道疾病、肠道寄生虫或细菌大量繁殖消耗维生素 B12；④先天性内因子缺乏或维生素 B12 吸收障碍；⑤药物（对氨基水杨酸、新霉素、二甲双胍、秋水仙碱和苯乙双胍等）影响。

二、诊断提示

1. 临床表现

（1）血液系统表现　起病缓慢，有面色苍白、乏力、耐力下降、头昏、心悸等贫血症状。重者全血细胞减少，反复感染和出血。少数患者出现轻度黄疸。

（2）消化系统表现　口腔黏膜、舌乳头萎缩，舌面呈“牛肉样舌”，可伴舌痛。胃肠道黏膜萎缩可引起食欲不振、恶心、腹胀、腹泻或便秘。

（3）神经系统表现和精神症状　可出现对称性远端肢体麻木，深感觉障碍，共济失调或步态不稳，肌张力增加、腱反射亢进。患者味觉、嗅觉降低、视力下降；重者可有大、小便失禁。叶酸缺乏者有易怒、妄想等精神症状。维生素 B_{12} 缺乏者有抑郁、失眠、记忆力下降、谵妄、幻觉、妄想甚至精神错乱、人格变态等。

2. 实验室检查

（1）血象　呈大细胞性贫血，网织红细胞计数可正常，重者全血细胞减少。

（2）骨髓象　增生活跃或明显活跃，造血细胞出现巨幼变。

（3）血清维生素 B_{12}、叶酸及红细胞叶酸含量测定　血清维生素 B_{12} 缺乏，低于 74pmol/L（100ng/ml）. 血清叶酸缺乏，低于 6.8nmol/L（3ng/ml）. 红细胞叶酸低于 227nmol/L（100ng/ml）。

3. 诊断

根据营养史和特殊用药史、贫血表现、消化道及神经系统症状、体征，结合特征性血象和骨髓象，血清维生素 B_{12} 和叶酸水平测定等可做出诊断。也可以先给予诊断性治疗，叶酸和维生素 B_{12} 治疗一周后网织红细胞上升者，应考虑叶酸或者维生素 B12 缺乏。

三、治疗

1. 原发病的治疗

有原发病的应积极治疗原发病，用药后继发的，应酌情停药。

2. 补充缺乏的营养物质

（1）叶酸缺乏

口服叶酸，每次 5～10mg，每日 2～3 次，用至贫血表现完全消失。如无原发病，不需要维持治疗；如同时有维生素 B_{12} 缺乏，则需同时注射维生素 B_{12}，否则可加重神经系统损伤。

（2）维生素 B_{12} 缺乏

肌注维生素 B_{12}，每次 500μg，每周 2 次；无维生素 B_{12} 吸收障碍者可口服维生素 B_{12} 片剂 500μg，每日 1 次；若有神经表现，治疗维持半年到 1 年；恶性贫血者，治疗维持终生。

（3）中药治疗

十全大补丸 ［用法用量］口服。大蜜丸，一次 1 丸，一日 2～3 次。孕妇及感冒患者忌服。儿童慎用。

人参归脾丸 ［用法用量］口服。大蜜丸，一次 1 丸，一日 2 次，宜饭前服用。感冒患者忌服。高血压、心脏病患者慎用。

八珍颗粒 ［用法用量］口服。一次 1 袋，一日 2 次，开水冲服。孕妇及感冒者慎用。

第八章　内分泌代谢性疾病

内分泌系统由内分泌腺及弥散分布于某些组织器官中的内分泌细胞组成。激素的合成与分泌一方面受神经系统的调控，同时也受下丘脑－垂体－靶器官之间的调节机制所控制。下丘脑的神经内分泌细胞分泌多种肽类激素，控制垂体许多激素的合成与分泌，垂体的激素又控制着靶器官激素的合成与分泌；反过来，靶器官所分泌的激素在血中的水平又对垂体及下丘脑相关激素的合成及分泌起反馈调节作用。通过上述调节，保持着各种激素的水平相对恒定。

各内分泌器官的肿瘤、炎症、血液循环障碍、遗传疾病及其他病变均能引起该器官激素分泌的增多或不足。但由于有上述调节机制，机体的激素水平仍然可以保持在正常范围内，只有超过了机体的调节能力，或者调节机制异常，机体内的激素水平才会失去平衡，临床表现为相应器官功能亢进或低下。可见内分泌系统疾病实际上包括内分泌器官的病变和由此引起的相应靶器官腺体的增生肥大或萎缩。

第一节　甲状腺功能亢进症

甲状腺功能亢进症简称甲亢，是由于多种病因导致的甲状腺功能增强，进而分泌甲状腺激素过多所导致的一组临床综合征，其病因包括弥漫性毒性甲状腺肿、结节性毒性甲状腺肿和甲状腺自主功能腺瘤。在各种病因所致的甲亢中，以弥漫性毒性甲状腺肿最为多见，本节主要讨论弥漫性甲状腺肿。

弥漫性甲状腺肿是甲状腺功能亢进症的最常见的病因，约占全部甲亢的80%～85%。普通人群中本病的患病率约1.2%，发病率约15/10万～50/10万，可发生于任何年龄，但以中、青年女性多见，高发年龄为20～50岁。

一、病因

本病病因目前尚未完全阐明，经研究证明，可能与下列因素有关。

1. 遗传因素

临床可见家族性甲状腺肿。患者本人及其家属同时或者先后发生其他自身免疫性甲状腺疾病，如特发性黏液性水肿；也可发生其他自身免疫疾病，如重症肌无力、糖尿病、恶性贫血、萎缩性胃炎等。

2. 免疫因素

最明显的体液免疫特征是在病人的血清中可检出甲状腺特异性抗体，即TSH受体抗体；还可以检出TSH受体抗体外的刺激或者抑制型抗体，如甲状腺生长免疫球蛋白和甲状腺生长抑制免疫球蛋白。这些抗体在自身免疫性甲状腺疾病中，是甲状腺肿大或萎缩的原因之一。另外，在病人外周血液及甲状腺内T淋巴细胞数量增多，且功能发生改变。

3. 环境因素

环境因素也与甲亢有一定的关系，如：精神刺激、感染、创伤等因素作用于免疫系统，可引起抑制性T淋巴细胞的功能和数量减低从而加重器官特异性抑制性T淋巴细胞的损害，以致降低了对甲状腺辅助性T淋巴细胞的抑制。

二、诊断提示

本病女性多见，男女比例约为1：4～6，各年龄组均可发病，以20～50岁为多发年龄。多数起病缓慢，典型表现有甲状腺激素分泌过多所导致高代谢症群、甲状腺肿及眼征。老年和小儿病人表现多不典型。

1. 激素分泌过多症

（1）代谢亢进症　甲状腺激素分泌过多，促进物质代谢，使产热、散热明显增多，病人经常有疲乏无力，怕热多汗，低热，消瘦。TH促进肠道糖吸收、加速糖的氧化利用和肝糖原分解等，可使病人发生糖耐量异常甚至糖尿病加重；TH促进脂肪分解与氧化，加速胆固醇合成、转化及排泄，常使血中胆固醇降低；蛋白质代谢加速导致负氮平衡，尿肌酸排出增多。

（2）精神、神经系统　神经过敏、多言多动、急躁易怒、紧张不安、失眠，注意力不集中，记忆力减退，有时有幻觉甚至精神分裂症等表现。偶尔表现为寡言、淡漠。也可有手、眼睑和舌震颤、腱反射亢进。

（3）心血管系统　表现为心悸、胸闷、气短，严重者可发生甲亢性心脏病。体征有窦性心动过速（90～120次/分），休息和睡眠时心率仍快，心尖部第一心音亢进。

（4）消化系统　常有食欲亢进，多食消瘦。

（5）运动系统　有肌无力及肌肉萎缩呈慢性甲亢性肌病。部分病例可伴有周期性瘫痪、重症肌无力，原因不明。甲亢可影响骨骼脱钙发生骨质疏松，尿钙增多，血钙正常。还可发生指端粗厚，外形似杵状指。

（6）生殖系统　女性常有月经减少或者闭经，男性有阳痿。

（7）造血系统　周围血液循环中，白细胞总数偏低，但淋巴细胞绝对值和百分比及单核细胞增多。

2. 甲状腺肿

多呈弥漫性、对称性肿大，少数呈结节性肿大，可扪及细震颤，或听到血管杂音。

3. 不同程度的眼征

包括眼球向前突出；瞬目减少，炯炯发亮；上眼睑萎缩，睑裂变宽；双眼向下看时，上眼睑不能下落；向上看时，前额皮肤不能皱起。

4. 甲状腺危象

属于甲亢恶化的严重表现，病死率比较高。病人出现高热，脉率快（140～240次/分钟），焦虑、烦躁、大汗淋漓、畏食、恶心、呕吐、腹泻，患者大量失水导致虚脱、休克，最终昏迷。

5. 胫前黏液性水肿

多见于胫骨前下1/3部位，也见于足背、踝关节，偶见于面部。初期皮肤增厚，粗而坚韧，有广泛大小不等的棕红色或红褐色突起不平的斑块状结节，后期皮肤如橘皮或树皮样。

6. 淡漠型甲亢

多见于老年人。一般起病隐匿，症状不典型，无明显的眼征、甲状腺肿、高代谢症群。主要表现为神志淡漠、四肢无力、昏睡、头昏、反应迟钝 、消瘦；偶尔表现为腹泻、畏食等消化系统症状；年老者常有心血管表现，偶尔仅表现为原因不明的心房震颤，可合并有心绞痛、心肌梗死等，容易与冠心病混淆。

三、治疗

（一）一般治疗

给予适当休息，补充足够的热量和营养，包括糖、蛋白质和维生素类等。调整精神、神经系统功能，如果精神过度紧张、不安及失眠者可给予地西泮类镇静剂。

（二）抗甲状腺药物治疗

1. 适应证 病情轻、甲状腺轻度肿大；年龄 <20 岁，孕妇、年迈体弱或合并严重心、肝、肾等病不宜手术者；术前准备手术复发而且不适宜放射碘治疗。

2. 常用药物 硫脲类有甲基硫氧嘧啶（MTU）及丙基硫氧嘧啶（PTU），咪唑类有甲巯咪唑（MM）和卡比马唑（CMZ），其作用机制是抑制甲状腺过氧化物酶的活性，抑制碘化物形成活性碘 。

3. 用药指导

（以丙基硫氧嘧啶为例，如用甲巯咪唑剂量为丙基硫氧嘧啶的 1/10 ）

（1）用于初发的甲亢　丙基硫氧嘧啶，300－450mg/d，分 3 次口服，或者甲巯咪唑（他巴唑）30～45 mg /d，分 3 次口服，持续 6～8 周。

用药期间，要定期检查血象及甲状腺功能；此类药禁用于哺乳期妇女；孕妇甲亢用量不宜过大。每 4 周复查血清甲状腺激素水平一次。临床症状缓解后开始减药。

（2）用于初发甲亢伴心动过速、震颤、多汗等　丙基硫氧嘧啶，300～450mg /d，或者甲巯咪唑（他巴唑）30～45mg/d，另外再加用蔡洛尔（心得安）10～20mg 口服，每日 3 次（首选）。

用药期间，低血压病人及孕妇慎用；忌用于哮喘、过敏体质及心功能不全病人；定期检查血象。

（3）如果对丙基硫氧嘧啶　过敏或白细胞过低不能应用丙基硫氧嘧啶或甲巯咪唑者：可用碳酸锂 250mg ，口服，每日 3 次，每周停药 1d。或者泼尼松 ，10mg，口服，每日 3 次，可以同时加用普萘洛尔（心得安）。

碳酸锂适用于甲亢狂躁时；本品毒性反应大，易发生蓄积中毒；心肾疾病患者、电解质紊乱者忌用；一般应用在 6 个月左右。

（4）减量期　每 2～4 周减量 1 次，每次减量 50～100mg。

（5）维持期　症状完全消失后，体征明显好转再减至最小量，甲基硫氧嘧啶或丙基硫氧嘧啶为 50～100mg/d；甲巯咪唑或者卡比马唑为 5～10mg/d，维持治疗 1～1.5 年。

（三）中药治疗

甲亢灵片 ［用法用量］口服。一次6－7片，一日3次。

大补阴丸 ［用法用量］口服。大蜜丸，一次1丸，一日2次。孕妇及感冒患者慎服。

（四）放射性碘治疗

用于中度弥漫性甲状腺功能亢进，病史较长、甲状腺较大，年龄在在30岁以上的患者。孕妇禁忌。

（五）手术治疗

做甲状腺次全切除术。手术适应证如下：

（1）中、重度弥漫性甲状腺功能亢进。

（2）内科治疗后复发或者不能坚持内科治疗者。

（3）甲状腺肿大显著伴有压迫症状者。

（4）胸骨后甲状腺肿伴甲状腺功能亢进。

四、建议

（1）药物治疗有一定的不良反应，需加强血象与肝肾功能的监测。

（2）碘剂的治疗适用于抗甲状腺药物过敏或治疗复发者，术后复发者、甲亢合并心脏损害者，甲状腺瘤伴甲亢的中老年病人。

（3）停用抗甲状腺药物的指征 如果治疗8个月以上，临床症状消失，逐步使用维持期用量并逐步停药，但注意停药后应密切观察病情变化，因为停药后有40%的病人可复发。

（4）甲亢的自然病程结局有3种：

①25%～30%的轻症病人可能自然缓解；

②35%～40%的病呈慢性波动性经过即缓解与加剧交替；

③35%的病人病情逐渐加重，最终因慢性消耗、感染、心血管并发症或甲亢危象而死亡，其中以甲亢危象病死率最高。偶有病人自发演变为甲状腺功能减退，使用碘剂的治疗，一部分也可能发生甲状腺功能减退，因而需要加强治疗观察，密切观察病情变化。

第二节 糖尿病

糖尿病是一组以慢性血糖水平增高为特征的代谢疾病，有遗传倾向，是由于胰岛素分泌绝对或相对不足以及靶组织细胞对胰岛素敏感性降低，导致脂肪、糖、蛋白质和水、电解质等一系列代谢紊乱的一组综合征。临床上多表现为多食、多饮、多尿、消瘦、疲乏无力等，即典型的“三多一少”症状，常伴发心血管、肾、眼睛及神经病变。

据世界卫生组织报道，全球目前有1.5亿糖尿病患者，我国现有糖尿病患者约4千万，居世界第二位。根据1997年美国糖尿病协会（ADA）和1999年世界卫生组织（WHO）建议将糖尿病分为四大类型，即1型糖尿病、2型糖尿病、其他特殊类型和妊娠糖尿病，绝大多数为2型糖尿病。

一、病因

糖尿病的病因目前尚未完全阐明，与下列因素有关

(1) 遗传因素　目前认为均糖尿病与遗传因素有关，有家族性。

(2) 环境因素　遗传只使得患者具有易感性，其发生一般都有促发因素有病毒，如柯萨奇病毒、流行性腮腺炎病毒等，还可能为多食、肥胖、体力活动减少等。

(3) 自身因素　新发的病人，血液循环中均可检出多种胰岛素细胞抗体。

二、诊断提示

成年患者发病大多隐匿，因早期常无症状而难以确定发病日期。青年和儿童发病较急，症状也较重。

(一) 症状

(1) 多尿、烦渴、多饮　由于血糖升高引起渗透性利尿作用，病人一日尿量常在2升以上，同时烦渴、多饮。

(2) 多食　因糖分丢失、糖未能充分利用，使机体处于半饥饿状态，为了补充损失的糖分，维持机体活动，患者常经常食欲亢进。

(3) 消瘦　由于机体不能利用葡萄糖，蛋白质和脂肪消耗增加，以致逐渐消瘦。

(4) 其他症状　常常感觉疲乏无力、头昏、腰肢酸痛、皮肤瘙痒、月经不调、性欲减退等。高血糖时因眼房水与晶状体渗透压的改变引起屈光改变以致视力模糊。

(二) 并发症

1. 急性并发症

(1) 糖尿病酮症酸中毒　糖尿病代谢紊乱加重时，脂肪分解加速，大量脂肪酸在肝经β氧化产生大量乙酰乙酸、β-羟丁酸和丙酮，三者统称为酮体。血液酮升高为酮血症，尿酮排出增多为酮尿，临床上统称为酮症。这些酮体都为较强的有机酸，大量消耗体内储备碱。超过机体的处理能力，假如代谢紊乱进一步加重，血液酮继续升高，便会发生代谢性酸中毒。多数病人出现酸中毒时会表现食欲减退、恶心、呕吐，常伴随头痛、嗜睡、焦躁、呼吸深快有烂苹果味。病情进一步发展出现严重失水，尿量减少，皮肤粗糙而且弹性差，眼球塌陷，血压下降。晚期各种反射迟钝甚至消失、昏迷。部分病人以糖尿病酮症酸中毒为首发表现。

(2) 高渗性非酮症糖尿病昏迷（简称高渗性昏迷）多见于50-70岁的老年人，大部分病人发病前无糖尿病史，或者仅有轻微症状。起病时先有多尿、多饮，但是多食不明显，反而食欲会减退，出现神经、精神症状，表现为嗜睡、幻觉、定向障碍、偏盲、偏瘫等，最后陷入昏迷。

2. 慢性并发症

糖尿病的慢性并发症可以遍及全身各重要器官，如动脉粥样硬化性心、脑血管病变、肾脏病变、眼部病变、神经病变等。

（1）心血管病变 糖尿病对心脏的影响包括大血管病变、微血管的病变，称为糖尿病性心脏病。大、中动脉粥样硬化主要侵犯主动脉、冠状动脉、大脑动脉、肾动脉等，引起冠心病、缺血性或出血性脑血管病变等。微血管病变主要表现在视网膜、肾脏、神经、心肌组织，可诱发心力衰竭、心律失常、心源性休克和猝死。

（2）肾脏病变 出现蛋白尿、水肿、高血压、肾功能逐渐减退以至衰竭，血浆蛋白低下，血脂升高，伴氮质血症和尿毒症。

（3）神经病变 周围神经最常见，通常为对称性，表现为肢端感觉异常，如手套或袜子状分布，伴随麻木、烧灼、针刺感等，随后有肢体疼痛，后期累及运动神经，可有肌力减弱以至肌萎缩和瘫痪。也有自主神经损害，表现为瞳孔改变，排汗异常，体位性低血压、便秘、腹泻以及尿潴留、尿失禁、心动过速等。

（4）眼部病变 病史超过10～15年，半数以上有视网膜病变，为糖尿病患者失明的主要原因。还可以引起白内障、青光眼等。

（5）皮肤病变 容易出现皮下出血和瘀斑，足部好发溃疡，比较深，无痛，伤口不易愈合。

（6）感染等合并症 病人常发生皮肤感染，如体癣、指甲癣、足癣及疖痈等化脓性感染，有时可酿成败血症。此外泌尿生殖系统感染以肾盂肾炎、膀胱炎、真菌性阴道炎最为常见。

三、治疗

（一）一般治疗

1. 生活保健

对患者和家属给予充分的宣传教育，使病人了解糖尿病的基础知识和治疗控制要求，学会做尿糖测定，掌握饮食治疗的具体措施、使用降糖药的注意事项，学会胰岛素注射技术等。患者生活应当规律，注意个人卫生，预防各种感染，根据具体情况检查适当的体力锻炼或劳动，避免体型肥胖。

2. 饮食调养

为最基本的治疗措施，应长期执行。根据糖尿病病人的年龄、性别、身高、体重、体力消耗量及合并症等情况计算每日总热量，三大营养物质需要量及比例，选择合适的食物种类，糖类约占饮食总热量的50%～60%，提倡用粗制米、面粉和一定量杂粮，忌食葡萄糖、蔗糖、蜜糖及其制品（各种糖果、饼干、冰淇淋等）。蛋白质的含量一般不超过总热量的15%。糖类：每日可进食200～350g；蛋白质；每日每千克体重1g，孕妇、乳母、营养不良及合并感染提高至1.2～1.5g/kg；脂肪：每日每千克体重0.6～1g，总量50～60g，肥胖者每日<40g，并尽量少吃动物脑髓、鱼子、蛋黄、肥肉及动物内脏等。

3. 体育锻炼

进行有规律的合适运动，根据年龄、性别、体力、病情及有无并发症等不同条件，应长期坚持，可以增加胰岛素敏感性，促进糖的利用，减轻胰岛负担，使血糖下降，消除血脂，减轻体重。2型的糖尿病病人，运动应在餐后进行。

（二）口服药物治疗

1. 口服药物的类型

（1）促进胰岛素分泌剂　使用于无急性并发症的2型糖尿病：①磺脲类 磺脲类有多种，第一代药物有甲苯磺丁脲、氯磺丙脲、醋磺己脲、妥拉磺脲等。第二代药物有格列本脲、格列吡嗪、格列齐特、格列波脲和格列喹酮、格列美脲等。多数选用第二代药物。应根据病情轻重、年龄等因素选择药物。非磺脲类 主要有瑞格列奈（诺和龙）于餐前或进餐时口服，每次0.5～4mg，从小剂量开始，不进餐部服药，最大剂量不应超过16mg。那格列奈 常用剂量为每次60～120mg餐前口服。

（2）双胍类　双胍类药物主要用于治疗1型糖尿病，尤其是肥胖者的第一线用药。主要有二甲双胍（甲福明），通常500～1500mg/d，分2～3次口服，最大剂量不超过2g/d。苯乙双胍（降糖灵）现少用，在有些国家禁用，剂量50～150mg/d，分2～次服用。

（3）α葡萄糖苷酶抑制剂　主要有阿卡波糖，每次50mg，每日3次。伏格列波糖，每次0.2ug，每日3次，两种药物均应在进食第一口食物后服用。

（4）胰岛素增敏剂　主要有罗格列酮，用量为4～8mg/d，每日1次或分2次口服；吡格列酮，用量为15～30mg/d，口服每日1次。

2. 口服药物用药指导

（1）适用于2型糖尿病，经饮食、运动不能控制者 格列本脲（优降糖）1.25～10mg，每日1～2次餐前半小时服；或者格列齐特（达美康）40～160mg每日1～2次，餐前半小时服；或者瑞格列奈（诺和龙）0.5～2mg进餐时同步服用。

切忌用于1型糖尿病与肝肾疾病；服药期间禁止饮酒；服药期间应定期复查血象与肝肾功能，但此类药物易引起尿蛋白假阳性反应。

（2）适用于2型糖尿病，经饮食、运动不能控制且超重或肥胖者

二甲双胍0.25 ～0.5g，每日2～3次，餐前服；或阿卡波糖（拜糖平）25～100mg，每日1～2次，餐中服。

二甲双胍忌用于肝肾功能不全、心功能不全，过敏者应改用其他降糖药；阿卡波糖忌用于明显消化、吸收的慢性肠功能紊乱，妊娠、哺乳期妇女及18岁以下儿童。

（3）适用于伴有肾功能轻度异常者　格列喹酮（糖适平）15～60mg，每日1～2次，餐前半个小时口服；或者阿卡波糖（拜糖平）25～100mg，每日1～2次，餐中口服。

注意事项参见（1）、（2）

（三）胰岛素治疗

1. 适应证

主要适用于

（1）Ⅰ型糖尿病

（2）有酮症酸中毒、高渗性昏迷和乳酸性中毒伴高血糖时

（3）合并重症感染、消耗性疾病、视网膜疾病、肾病、、神经病变、急性心肌梗死、脑卒中

（4）妊娠和分娩

（5）2 型糖尿病患者经饮食及口服降血糖药治疗未获得良好控制

（6）全胰腺切除引起的继发性糖尿病。

2. 制剂类型

主要分为速效、中效、长效 3 类。

3. 用药指导

胰岛素治疗应该在一般治疗和饮食治疗的基础上进行，并按照病人的反应情况和治疗的需要作适当调整。

（1）适用于 1 型糖尿病、2 型糖尿病经饮食、运动及口服降糖药控制效果不佳者，或伴有严重的急性与慢性并发症。

普通胰岛素 4 ~ 20U，每日 2 ~ 3 次，餐前半个小时皮下注射；或优泌林（R）4 ~ 16U，每天 2 ~ 3 次，餐前半个小时皮下注射；或诺和灵（R）4 ~ 20U，每日 2 ~ 3 次，餐前半个小时皮下注射。

（2）适用于经济条件差，胰岛素用量较大的糖尿病

普通与长效胰岛素（2∶1 比例）4 ~ 20U，每日 2 ~ 3 次，餐前半小时皮下注射；或普通与长效胰岛素（1∶2），4 ~ 20U，每日 2 ~ 3 次，餐前半小时皮下注射。

（3）适用于 1 型糖尿病、妊娠糖尿病及血糖较高的 2 型糖尿病。

按每小时 0.5 ~ 2U 速度给予速效胰岛素，维持基础胰岛素水平，进餐时按个体需要脉冲式输注。

速效胰岛素主要控制第一餐后血糖；中效主要控制第二餐后高血糖；胰岛素应从小剂量开始，4 ~ 7d 后提高最佳剂量；应用胰岛素应注意高度个体化和低血糖反应。

（四）中药治疗

消渴丸　　［用法用量］口服。一次 5 ~ 10 丸，一日 3 次。饭后温水送服。肝病患者慎服。不应与磺脲类降糖药联合使用。

金芪降糖片［用法用量］口服。一次 7 ~ 10 片，一日 3 次。饭前 30min 服用。

可乐宁胶囊［用法用量］口服。一次 4 粒，一日 3 次。3 个月为一疗程。

（五）并发症的治疗

抢救治疗，并与家属沟通，迄今尚无根治的方法，胰岛移植或胰肾联合移植尚在研究中。

四、建议

1. 严格戒烟戒酒

因烟酒可加重脂肪代谢，促进脂肪肝的形成，尤其是酒精，可直接损伤胰腺，每天的膳食中，要注意增加钙、锌、硒的摄入量，注意补充维生素 B_1、B_2，胡萝卜素等。

2. 合理饮食

让患者明白合理的饮食同药物一样，是科学治疗糖尿病手段中不可获缺的重要环节，大有学问，一定要熟悉掌握，持之以恒，才会受益终身。

糖尿病与饮食密切相关，合理选择食物及全天饮食总量及热量的控制，可以有效降低

血糖，促使糖尿病尽快治愈，饮食治疗无毒副作用，经济易行，只要有决心和恒心，病情趋于好转时，对饮食方面往往放松自我管理，我行我素，致使血糖反弹，期间护理质量的高低，则显得尤为重要。所以发病初始我们就必须让患者了解饮食习惯与糖尿病的关系，通过耐心细致的工作和具体指导，使患者对糖尿病的发生、发展、转归有更深层次的认识，并在家属的监督下去主动配合，才能达到事半功倍的效果。

3. 监测病情

治疗过程中加强血糖、尿糖、糖化血红蛋白、糖化血清蛋白监测，并根据监测结果调整治疗方案。

4. 血糖、尿糖复查

平时生活中应学会自己测血糖、尿糖，每周复查 1 次。

5. 口服降糖药的选择

口服降糖药品种繁多，注意选择，避免同类药品叠加使用。

6. 胰岛素的使用

使用胰岛素前必须检查血糖，不能盲目长期使用。

7. 预后

本病预后与有无急、慢性并发症密切相关，在急性并发症中以非酮症高渗性糖尿病昏迷病死率最高，酮症酸中毒与乳酸性酸中毒死亡率次之。凡急性并发症合并多脏器功能衰竭者，预后恶劣。凡有慢性并发症如肾衰竭、心肌梗死、脑血管意外、肢体坏疽者预后不良。

第九章　神经系统疾病

神经系统是机体内起主导作用的系统。内、外环境的各种信息，由感受器接受后，通过周围神经传递到脑和脊髓的各级中枢进行整合，再经周围神经控制和调节机体各系统器官的活动，以维持机体与内、外界环境的相对平衡。

神经造诣系统最后疾病是发生于中枢神经学院系统、周围神经中华系统、自主神经现任系统的以感觉、运动、意识、自主神经功能障碍为主要内科表现的疾病四川。

第一节　三叉神经痛

脑神经共有12对，三叉神经是第五对脑神经，它支配同侧面部的感觉和咀嚼运动，三叉神经由眼神经（第一支）、上颌神经（第二支）和下颌神经（第三支）汇合而成，分别支配眼裂以上、眼裂和口裂之间、口裂以下的感觉和咀嚼肌收缩。

三叉神经痛是指在面部三叉神经分布区内短暂的、反复发作的阵发性剧痛，又称痛性抽搐。三叉神经损害后可出现面部感觉和咀嚼运动的障碍。该病的特点是，在头面部三叉神经分布区域内，发生骤发，骤停、闪电样、刀割样、烧灼样、顽固性、难以忍受的剧烈性疼痛。说话、刷牙或微风拂面时都会导致阵痛，三叉神经痛患者常因此不敢擦脸、进食，甚至连口水也不敢下咽，从而影响正常的生活和工作。三叉神经痛是神经外科常见病之一，也是国际公认的疑难杂症之一，有时也被称为“脸痛”，也有“天下第一痛”之称。

一、病因

1. 原发性三叉神经痛

目前对原发性三叉神经痛的病因尚不清楚，但多数认为其病变在三叉神经的周围部分，可能与小血管畸形有关。近年来对三叉神经痛的病因有了进一步的认识，大致归纳为以下几种原因：

（1）由于血管压迫　有学者认为，80%的原发性三叉神经痛有动脉压迫三叉神经。

（2）由于机械压迫　有学者提出，三叉神经是由于三叉神经根受到岩骨嵴的压迫所致。有人发现，三叉神经痛多发生于绝经期后的女性，可能因其骨质疏松，颅骨脱钙，逐步发生颅底陷入。而颅底陷人是导致三叉神经痛的主要因素。

（3）由于缺血　因三叉神经痛多见50岁以上的中老年人，且易合并动脉粥样硬化及脑缺血。故有人提出，三叉神经痛系三叉神经节的神经细胞因反复发作性缺血而致。

（4）中枢性病因　三叉神经痛的阵发性提示一种感觉性癫痫样的放电，放电部位可能在三叉神经脊束核内或中枢其他部位。

（5）其他病因　有人认为三叉神经痛是病灶性或病毒感染所致，故提出感染学说。

还有人提出因大多数患者胃酸减低，蛋白质消化不良，产生组织胺，使三叉神经过敏性水肿而致三叉神经痛的变态反应学说。此外，还有人认为三叉神经痛有家族性倾向，推测与遗传有一定关系。多数临床资料表明临近血管压迫三叉神经根是原发性三叉神经痛的主要病因。

2. 继发性三叉神经痛

继发性三叉神经痛是沿三叉神经走行的肿瘤、炎症、血管病变及颅骨病变所致。即从三叉神经自脑桥发出至支配面部皮肤感觉的通路上受到病变的刺激，压迫而产生三叉神经痛，常见的疾病有三叉神经纤维瘤，脑肿瘤、蛛网膜粘连、血管畸形、颅骨病变、脑外伤、三叉神经炎等。

二、诊断提示

1. 原发性三叉神经痛

（1）多发年龄　多发生于40岁以上的中、老年人，高峰年龄为50岁组，以女性较多见。

（2）疼痛部位　不超出三叉神经分布范围，常局限于一侧，多累及一支，以第二、三支最常受累，约占95%。

（3）疼痛性质　疼痛呈阵发性电击样、刀割样、撕裂样剧痛，突发突止。每次疼痛持续数秒至数十秒种。发作间歇期逐渐缩短、疼痛逐渐加重发作频繁者可影响进食和休息。

（4）诱发因素及“扳机点”　疼痛发作常由说话、咀嚼、刷牙、洗脸等动作诱发，甚至风吹或响声也能引起发作。有些病人触摸鼻旁、口周、牙龈、眉弓内端等区域即可引起疼痛发作，这些敏感区域称为“扳机点”或“触发点”。麻醉“扳机点”常可使疼痛发作暂时缓解。因此病人为了减免发作常常不敢洗脸、大声说话、甚至不敢进食。

（5）体征　发作时可伴有同侧面肌抽搐、面部潮红、流泪和流涎，故又称痛性抽搐。疼痛发作时病人常用手揉搓同侧面部，久而久之面部皮肤变得粗糙、增厚、眉毛脱落，再因不敢吃饭、洗脸、不修边幅，病人往往显得消瘦、面容憔悴、蓬头垢面、情绪抑郁。

2. 继发性三叉神经痛

此型有别于原发性的表现，疼痛常呈持续性，并可查出三叉神经邻近结构的病变体征。

3. 鉴别诊断

虽然三叉神经痛的诊断并不困难，但误诊亦有发生。本病应与下列疾患相鉴别：

（1）三叉神经支炎　属继发性三叉神经痛，此病多发生于眶上神经，为持续性剧痛，发作后数日部分患者额部出现带状疱疹。少数患者可发生角膜炎与溃疡。病原是一种病毒，此病有自限性，大多在1～3周内痊愈。

（2）牙痛　属继发性三叉神经痛，临床常可遇到将本病误诊为牙痛，几次拔牙总不能止痛。细心查看牙有无病变，牙痛的阵发性不太明显，牙痛无“扳机点”，牙痛的发作与食物冷热关系很大。

(3) 副鼻窦炎或肿瘤　上颌窦、额窦、筛窦炎患者均可引起头面部痛。鉴别时应特别注意：鼻腔检查两侧是否一样通畅，细查各鼻窦的压痛点，鼻腔有无黏液或脓液，疼痛的发作性不明显，此点在上额窦癌更为显著，患侧面部有时肿胀，上颌窦及额窦的 X 线检查可帮助明确诊断。

(4) 血管性偏头痛　血管性偏头痛是周期性、轻重不等的单侧头痛，有时患者表现为前额部头痛。此病发作前多有先兆，如同侧眼看到火星，或视力减退，甚或一时性同侧偏盲。头痛发作时可持续数小时至数日。此病发作多有一定的时间规律。

三、询问病情

(1) 确认患者的年龄、性别、职业。

(2) 您颜面部疼痛的具体部位是哪里?

(3) 您是不是说话、咀嚼、刷牙、洗脸、进食时可引起疼痛?

(4) 您疼痛发作时是不是呈阵发性闪电样剧痛，每次持续几秒或数分钟?

(5) 您疼痛发作时是不是总想用手握搓、摩擦面部皮肤?（因可致使面部皮肤粗糙变褐色，眉毛稀少或缺如）

(6) 您触摸鼻旁、口周、牙龈、眉弓内端等区域时，是不是即可引起疼痛发作?

(7) 您是否经常出现牙痛?（可能是继发性三叉神经痛）

(8) 您是否出现面部感觉减退?

四、治疗

1. 病因治疗

对继发性患者，首先进行病因治疗。

2. 药物治疗

(1) 卡马西平（酰胺咪嗪）

是治疗三叉神经痛的首选药，作用快、疗效好，能有效的预防和控制症状发作。口服：成人每次 0.1 ~ 0.2g，每日 3 ~ 4 次。主要不良反应轻度有恶心、呕吐、嗜睡、头痛；中度有皮疹、白细胞减少、眩晕等症状，一般不严重，减量或停药可消除；重度有再生障碍性贫血、精神症状、剥脱性皮炎，用药期间要定期复查血象。

(2) 苯妥英钠（大仑丁）

能阻止神经元放电扩散，疗效高，无催眠作用，但作用出现较缓慢。用于治疗三叉神经痛、坐骨神经痛等。口服：成人每次 0.3 ~ 0.6g，分 2 ~ 3 次饭后服用。主要不良反应有恶心、呕吐等胃肠道反应，部分患者可出现共济失调、步态不稳等症状，停药后可消失。少数患者可有皮疹、发热、造血功能抑制等现象，故应定期检查血象，一旦出现异常，立即停药。

3. 中药治疗

川芎茶调颗粒　[用法用量] 口服。一次 1 袋，一日 2 次，饭后温开水或清茶送服。孕妇忌服。不宜长期服用。

都良丸　　　　[用法用量] 口服。大蜜丸，一次 1 丸，一日 3 次。孕妇忌服。

4. 封闭疗法

对于药物治疗无效，又拒绝手术和不适合手术的病人可以选用封闭治疗方法。2%普鲁卡因0.5～1ml或95%酒精0.5～1ml等注射于三叉神经半月节或分枝处以阻断其神经传导获得止痛效果。经此治疗可半年或数年不发作，部分甚至痊愈。

5. 手术治疗

经保守治疗无效者可采取周围支切断术、三叉神经根部分切断术、三叉神经脊髓束切断术、三叉神经减压术等。

五、建议

（1）发现症状后要尽早就医，确诊治疗。

（2）早期妊娠者禁用苯妥英钠和卡马西平（因可能引起畸胎）。

（3）儿童用药应在医师或药师指导下。

（4）建议患者详细阅读药品使用说明书，尤其是禁忌证和注意事项。

（5）饮食要有规律，宜选择质软、易嚼食物，因咀嚼诱发疼痛的患者，则要进流食，不宜食用刺激性食物，以免诱发板机点而引起三叉神经痛。

（6）饮食要营养丰富，平时应多吃些含维生素丰富及有清火解毒作用的食品；多食新鲜水果，蔬菜及豆制类，少食肥肉多食瘦肉，食品以清淡为宜。

（7）吃饭漱口，说话，刷牙，洗脸动作宜轻柔。

（8）注意头、面部保暖，避免局部受冻、受潮，不用太冷、太热的水洗面；平时应保持情绪稳定，不宜激动，常听柔和音乐，心情平和，保持充足睡眠。

（9）保持精神愉快，避免精神刺激；尽量避免触及“触发点”；起居规律，室内环境应安静、整洁、空气新鲜。适当参加体育运动，锻炼身体，增强体质。

第二节　坐骨神经痛

坐骨神经是人体中最粗大的周围神经，由腰5和骶1、2神经的前支等组成。坐骨神经痛是指坐骨神经病变，沿坐骨神经通路及其分布区的疼痛，即腰、臀部、大腿后侧、小腿后外侧和足外侧发生的疼痛症状群。

坐骨神经痛多见于中青年男子，本病多表现为单侧或双侧的疼痛，但以单侧较多。起病多为急性或亚急性，患者首先感到下背部酸痛和腰部僵直感，或在发病前数周走路和运动时，下肢有短暂的疼痛，以后逐步加重而发展为阵发或持续性剧烈疼痛。此病可以是单独的一个病，即坐骨神经炎，而绝大多数情况下是继发于其他疾病的一个综合征，故在诊断时应找出致病的原因。

一、病因

1. 原发性坐骨神经痛（坐骨神经炎）

原因不明，临床比较少见。常因牙齿、副鼻窦、扁桃腺等病灶感染，经血流而侵及神经外衣致坐骨神经的间质性炎，多和肌炎及纤维织炎伴同发生，受寒、潮湿常为诱发因素。原发性坐骨神经痛是受损神经分布区内的发作性疼痛，无神经的传导机能障碍和明显的病理形态变化。

2. 继发性坐骨神经痛

继发性坐骨神经痛按病损部位分根性和干性两种，前者多见。根性坐骨神经痛病变位于椎管内，以腰椎间盘突出最多见，其次有椎管内肿瘤、腰椎结核、腰骶神经根炎等。干性坐骨神经痛的病变主要是在椎管外坐骨神经行程上，常见于骶髂关节炎、盆腔内肿瘤、妊娠子宫压迫、臀部外伤、梨状肌综合征、臀肌注射不当以及糖尿病等。本节重点介绍继发性坐骨神经痛。

继发性坐骨神经痛，临床上较常见。主要在坐骨神经通路中遭受邻近组织，病变刺激、压迫或因全身性疾病如糖尿病、痛风等所引起。常见的病因有：

（1）脊椎疾患　常见于腰椎间盘突（脱）出、腰骶部先天畸形（如脊椎裂、腰椎椎管狭窄、腰椎骶化、第三腰椎横突过长畸形、脊椎峡部不连及脊椎滑脱等）、腰椎结核、脊柱炎等。

（2）椎管内疾患　常见于脊髓和马尾的炎症、肿瘤、外伤、血管畸形、蛛网膜粘连等。

（3）骨盆疾患　常见于坐骨神经盆腔出口狭窄、梨状肌病变、骶髂关节炎、骶髂关节结核、骶髂关节半脱位、髋关节炎等。

（4）盆腔疾患　常见于慢性盆腔炎、附件炎、肿瘤、淋巴结转移癌等。

（5）其他　臀部药物注射的位置不当、外伤性血肿所致的坐骨神经包绕症，代谢障碍性疾病（如糖尿病、下肢动脉内膜炎）。

二、诊断提示

1. 根性坐骨神经痛

起病随病因不同而异。最常见的腰椎间盘突出，常在用力、弯腰或剧烈活动等诱因下，急性或亚急性起病。少数为慢性起病。

（1）疼痛常自腰部向一侧臀部、大腿后，腘窝、小腿外侧及足部放射，在持续性疼痛的基础上有一阵阵加剧的烧灼样或针刺样疼痛，

（2）咳嗽及用力时疼痛可加剧，夜间更为严重。

（3）病员为避免神经牵拉、受压，常取特殊的减痛姿势，如睡时卧向健侧，髋、膝关屈曲，站立时以健侧下肢着力，日久造成脊柱侧弯，多弯向健侧，大腿后方及小腿的肌肉松软无力，可导致轻度肌肉萎缩。坐位时臀部向健侧倾斜，以减轻神经根的受压。

（4）牵拉坐骨神经皆可诱发疼痛或疼痛加剧，如拉塞格氏征阳性（Lasegue´s sigh）（直腿抬高试验：病员仰卧下肢伸进，患肢上抬不到70°而引起腿部疼痛，正常直腿抬高>70°者为阴性，<70°者为阳性）。克尼格氏征阳性（Kernig 征：病员仰卧，先屈髋及膝成直角，再将小腿上抬。由于屈肌痉挛，因而伸膝受限而小于130°并有疼痛及阻力）。

（5）坐骨神经通路可有压痛，如腰椎旁点、臀点、腘窝点、腓点、踝点及跖点等。

（6）患肢小腿外侧和足背常有麻木及感觉减退。臀部肌张力降低、伸拇及屈拇肌力减弱，跟腱反射减弱或消失。

2. 干性坐骨神经痛

起病缓急也随病因不同而异。如受寒或外伤诱发者多急性起病。

（1）疼痛常从臀部向股后、小腿后外侧及足外侧放射。

（2）行走、活动及牵引坐骨神经时疼痛加重。

（3）压痛点在臀点以下且以腓点及腘窝点的压痛及放射痛最为明显。而在腰椎椎旁则无明显压痛及叩击痛，拉塞格征（Lasegue′s sign）征阳性而克尼格氏（Kernig）征多阴性。

（4）脊椎侧弯多弯向患侧以减轻对坐骨神经干的牵拉。

（5）足底麻木即由坐骨神经所支配的足底部有麻木感。

三、询问病情

（1）确认患者的年龄、性别、职业。

（2）您是否有较长期的反复腰痛史或弯腰劳动后急性发病?（可能是腰椎间盘突出）

（3）您的疼痛是如何发展的?（如开始疼痛缓慢，以后逐渐加重，夜间疼痛明显加剧，病初常为单侧疼痛，逐渐发展为双侧并进行性加重，可能是椎管内病变）

（4）您行走后下肢疼痛是否加重，是否有“间歇性跛行”?（可能是腰椎管狭窄症）

（5）您有痛风、糖尿病史吗?

（6）您是突然发病的吗?您发病时都有哪些表现?（因感染、中毒、营养代谢障碍、劳损及受寒等因素引起坐骨神经痛，表现为整个下肢无力、疼痛、轻度肌肉萎缩、除跟腱反射外，膝腱反射也常减弱或消失）

四、治疗

1. 病因治疗

对于常见的腰椎间盘突出症保守治疗无效者可行手术治疗。对于马尾肿瘤、盆腔肿瘤等也需及时手术，以解除神经压迫。对于邻近组织炎症所致者则应根据情况给予抗感染治疗。

2. 一般治疗

急性期应卧床休息3～4周，应睡硬板床，局部热敷、服用止痛药物，当疼痛减轻后可适当活动下肢，避免肌肉萎缩。

3. 药物治疗

（1）阿司匹林

用于镇痛，可缓解轻中等疼痛，适用于一般肌肉、神经、胸膜等疼痛。成人口服每次0.3～0.6g，每天3次。主要不良反应有消化道刺激症状，长期大量使用和引起全身出血倾向，特异体质者可发生皮疹、血管神经性水肿、哮喘等过敏反应。应用大剂量时可出现眩晕、耳鸣、视听力减退，严重者可出现精神紊乱、虚脱、昏迷、酸血症。此时应立即停药，进行相应处理。

（2）卡马西平（酰胺咪嗪）

作用快、疗效好，能有效的预防和控制症状发作。用于治疗坐骨神经痛。口服：成人每次0.1～0.2g，每天3～4次。主要不良反应轻度有恶心、呕吐、嗜睡、头痛；中度有皮疹、白细胞减少、眩晕等症状，一般不严重，减量或停药可消除；重度有再生障碍性贫血、精神症状、剥脱性皮炎，用药期间要定期复查血象。

（3）布洛芬（异丁苯丙酸、芬必得）

有解热、镇痛和消炎作用，主要用于扭伤、劳损、下腰疼痛、牙痛、类风湿性关节炎等。口服：成人每次0.2g，每天3次，用餐时服，缓释胶囊剂（芬必得），成人及12岁以上儿童，口服每次0.3～0.6g，每天2次；小儿每次5～10mg/kg，每天3次。主要不良反应有偶见轻度消化不良、皮疹、胃肠道出血、转氨酶升高等。

（4）吲哚美辛

具有抗炎、解热和镇痛作用。患者如不能耐受阿司匹林可换用本药、常用剂量每次25mg，每日2～3次。不良反应有恶心、呕吐、腹泻、胃溃疡、头痛、眩晕、精神抑郁等。

（5）地巴唑

本品可改善血液循环和促进神经代谢，为以后神经功能的恢复创造条件。口服：每次10～30mg，每天3次。主要不良反应有偶有头痛、多汗、热感等症状。

（6）醋酸泼尼松

具有较强的抗炎作用，用于急性期的坐骨神经痛的治疗。口服：每次10mg每天3次。两周后逐渐减量，因不良反应较多并严重，不宜长期使用，孕妇、哺乳期妇女、精神病、骨质疏松症、糖尿病者禁用。

（7）辅助治疗药物

口服：维生素B1，每次10～30mg，每天3次。辅酶维生素B12每次250～500μg /，每天2～3次。

（8）中药治疗

木瓜丸　［用法用量］口服。浓缩丸，一次30粒，一日2次。孕妇禁服。

追风透骨丸［用法用量］口服。浓缩丸，一次6g，一日2次。孕妇忌服。

4. 局部封闭治疗

用1～2%普鲁卡因5～10ml加入醋酸泼尼松1ml（25mg），可作椎旁封闭、骶管封闭或坐骨神经周围封闭，可获得良好效果。

5. 其他治疗

可用短波透热疗法、离子导入疗法有助于止痛，还可根据疼痛部位及特性选择穴位，进行针灸及推拿按摩疗法，实践证明均具有良好疗效。

五、建议

（1）溃疡病者应慎用、哮喘患者、孕妇禁用阿司匹林。

（2）早期妊娠者禁用卡马西平（因可能引起畸胎）。

（3）溃疡病者、哮喘患者、对布洛芬过敏者应禁用布洛芬，孕妇及哺乳期妇女、心功能不全及高血压患者慎用。

（4）急性期应卧硬板床休息，可坚持做床上体操。

（5）要劳逸结合、生活规律化、适当参加各种体育活动。

（6）运动后要注意保护腰部和患肢，内衣汗湿后要及时换洗，防止潮湿的衣服在身上被焐干，出汗后也不宜立即洗澡，待落汗后再洗，以防受凉、受风。

（7）在急性疼痛期不要抬起超过10磅（1磅=0.9072市斤）的重物和不要用腿、臂和背部用力上举重物，可推但不要拉重物。

（8）对继发性坐骨神经痛，首先必须查明病因，有否有结核、外伤、肿瘤等病史，并去医院，全面地进行全身检查，妇女应作妇科检查，以找出原发病灶。

（9）建议患者详细阅读药品使用说明书、尤其是禁忌证和注意事项。

第三节　缺血性脑血管病

缺血性脑血管病，临床较多见，是由于脑动脉硬化等原因，使脑动脉管腔狭窄，血流减少或完全阻塞，脑部血液循环障碍，脑组织受损而发生的一系列症状。这类疾病约占全部脑血管病人的70%～80%。

缺血性脑血管病包括：①短暂性脑缺血发作，（简称TIA，又叫一过性脑缺血发作），其病因与脑动脉硬化有关，是脑组织短暂性、缺血性、局灶性损害所致的功能障碍；②脑血栓形成，多由动脉粥样硬化、各种动脉炎、外伤及其他物理因素、血液病引起脑血管局部病变形成的血凝块堵塞而发病；③脑栓塞，可有多种疾病所产生的栓子进入血液，阻塞脑部血管而诱发。临床上以心脏疾病为最常见的原因；其次是骨折或外伤后脂肪入血；虫卵或细菌感染；气胸等空气入血，静脉炎形成的栓子等因素，栓塞了脑血管所致。本节只介绍脑血栓形成，脑栓塞见表9－1。

脑血栓形成是指在颅内外供应脑部的动脉血管壁发生病理性改变的基础上，在血流缓慢、血压偏低的条件下，血液成分改变或血粘度增加等情况下形成血栓而致使血管闭塞，又称之为脑血栓。多发生于50岁以上年龄，男性略多于女性。

一、病因

（1）脑动脉粥样硬化

为最常见的病因，脑动脉硬化时，动脉管壁上出现动脉粥样硬化斑，使血管狭窄、弹性减小、局部血管壁受到损伤，血液成分及黏度的改变又利于血小板及纤维蛋白在病变部位沉积，结果使脑动脉血管发生闭塞，即形成血栓。

（2）糖尿病、高脂血症和高血压。

二、诊断提示

1. 类型

（1）完全性脑卒中　是在起病6h内病情即达高峰，此期病情严重，可有意识障碍或昏迷，脑水肿、颅内高压、呕吐、抽搐症状突出，此型易发生出血性梗死，常需与脑出血鉴别，见表9－1。

（2）进展性脑卒中　是局限性脑缺血在逐渐发展过程中数天内呈进行性加重，直到对侧完全偏瘫和出现意识障碍。此型常需与内颅占位性病变鉴别。

（3）稳定性脑卒中　占绝大多数，患者无意识障碍，病情多在数小时或 2～3d 内达到高峰，之后不再发展，等症状逐渐减轻后而转入恢复期。

（4）可逆性缺血性神经功能缺损（RIND）　由于梗死区侧支循环迅速建立并充分地代偿，缺血尚未造成神经细胞不可逆的损害，虽然症状会持续超过 24h，但在 2～3 周内可完全恢复，不留后遗症。

2. 临床表现

（1）发病年龄　多发生于于 50 岁以上的中老年人，病前常有高血压、动脉硬化、糖尿病、冠心病、高脂血症等病史。

（2）发病特点　脑血栓多在安静状态下发病，如睡中、安静休息或晨起发病，患肢活动无力、说话含混不清或失语、饮水发呛、偏瘫。起病缓慢逐渐加重是其很重要特点。

（3）发病前体征　可有短暂性脑缺血发作（小中风）史，患者发病前曾有肢体发麻，运动不灵、言语不清、眩晕、视物模糊等征象。

（4）发病后体征　发病后多神志清楚，无或轻度意识障碍。面神经及舌下神经麻痹、眼球震颤、肌张力和腹反射减弱或增强。此病病死率较其他脑血管病为低，但大面积梗死引起的神经功能障碍不易恢复，往往留有较严重的后遗症。如偏瘫、失语、感觉障碍等。

3. 辅助检查

（1）无脑膜刺激征，脑脊液检查正常、细胞数和蛋白大多正常

（2）脑 CT 检查可见低密度软化病灶

（3）脑血管造影可显示病变动脉狭窄或闭塞

三、询问病情

（1）您突然发生眩晕时，是在什么时间？（如清晨起床时发生得最多或在疲劳、洗澡后也易发生）

（2）您在一天内出现过几次眩晕？是否有高血压病史？（可能发生脑出血或脑梗死的危险性增加）

（3）您最近是否有头部外伤史，是否出现突然发生的剧烈头痛？

（4）您最近是否步态异常并伴肢体麻木无力？

（5）您最近是否总是哈欠不断？　（患缺血性脑血栓病者，80% 发病前 5～10d 会出现哈欠连连的现象）

（6）您近期是否总是出现数次的大量鼻出血？　（如果是高血压病人，可能在半年之内会发生脑血栓）

（7）您近期的血压是否异常？　（血压突然持续升高到 200/120mmHg 以上时或突然降至 80/50mmHg 以下时，是脑血栓形成的先兆）

（8）您是否突然出现过短暂的双目失明或视物模糊？

（9）您是否出现过忽然失语、吐字不清、说话困难，但“心里明白”（意识清楚）而且很快便恢复正常，不留任何痕迹？

四、治疗

（一）一般治疗

卧床休息、吸氧、补液、取平卧头稍低位，以增加脑部的血液供给，昏迷病人注意呼吸道通畅，及时吸痰、翻身，加强护理，防治各种并发症，给予流质或半流质饮食，不能进食者应鼻饲。

（二）急性期治疗

脑血栓应尽早及时地治疗，这对于降低死亡率、减轻后遗症、促进功能恢复有着重要意义。急性期的治疗原则是尽早改善脑缺血区的血液循环改善脑循环、防治脑水肿、促进神经功能恢复。

1. 缓解脑水肿

梗死区较大，严重患者如出现意识障碍、呕吐、血压增高及颅内高压症状时，可使用脱水剂。发病初3天，20%甘露醇250ml快速静滴，每6～8h1次，每次半小时滴完。严重心功能不全、活动性颅内出血及尿闭者禁用。或地塞米松10～20mg加入5%葡萄糖液中静滴每日1次，一般用药3～5d。糖尿病、消化道出血、严重感染者禁用。

2. 改善脑的血液循环

一般采用血容量扩充剂和血管扩张剂治疗，可以改善脑的血液循环，增加脑血流量，促进侧支循环建立，以缩小梗死范围。可用低分子右旋糖酐，有扩充血容量，降低血黏度和血小板黏附性，防止红细胞和血小板的聚集作用，减少微血栓形成，改善微循环。静滴500～1000ml/d，连用10～15d为一疗程，有出血倾向、颅内压增高、心功能不全者禁用。血管扩张剂盐酸罂粟碱60～90mg加入5%葡萄糖500ml中静滴，每日1次，7～10d为1疗程。一般认为血管扩张剂效果不肯定，对有颅内压增高的严重患者，有时可加重病情，故早期多不主张使用。

3. 溶血栓疗法

常用链激酶、尿激酶溶解血栓。尿激酶8万～30万U溶于生理盐水中静滴，每日1次，7～10d为1疗程。凡患有肝病、严重高血压、出血性疾病者禁用。

4. 抗凝疗法

适用于存在高凝状态的病人，目的是为防止血栓扩延和新的血栓发生而加重病情。肝素12500～25000U，溶于5%葡萄糖液500～1000ml，缓慢静滴，通常每分钟15～20滴。24～36h达到应起的作用后，视病情掌握使用。香豆素类同时口服，第1日200～300mg，以后每日维持50～100mg，治疗天数依病情而定。活动性溃疡病、严重肝肾疾病及感染性血管栓塞者禁用。每日应测出凝血时间及凝血酶原时间。

5. 神经活化剂的应用

神经活化剂能改善脑代谢，防止脑坏死、变性、预防梗死后痴呆。常用的药物有ATP、细胞色素C、脑复新等。近年来用活血素等治疗脑梗塞受到重视，究竟哪种药物效果更好尚难肯定。

6. 中药治疗

消栓再造丸 ［用法用量］口服。蜜丸，一次1丸，一日2次。孕妇禁服。肝病、肾病不宜服用。

消栓通络片 ［用法用量］口服。一次 6 片，一日 3 次。孕妇禁服。非瘀血症者不宜服用。

7. 高压氧治疗

在脑梗死急性期用高压氧辅助治疗可能有一定效果。治疗是在密闭型加压舱内进行的，吸氧时间总共为 90～110min，每日 1 次，10 次为 1 疗程。

8. 手术治疗

（1）颈内动脉外段血栓形成，管腔完全闭塞或狭窄程度超过 50% 以上者，作血栓摘除以及动脉内膜切除术。如果双侧颈内动脉颅外段都有血栓形成，可选择狭窄严重的一侧，先作血栓摘除术，使血流量增加。

（2）颈内动脉血栓形成尚未建立良好的侧支循环者，可作颞浅动脉和大脑中动脉分支吻合术。

（3）如已形成脑软化灶，临床有颅高压表现，或有脑疝迹象者，经降低颅压药物治疗效果不显著，应迅速手术，清除软化坏死组织，或行颞肌下减压术。

（4）颈椎病变压迫椎动脉时，可根据具体情况手术治疗。

9. 其他治疗

颅脑超声波治疗、体外反搏疗法和光量子血液疗法等

（三）恢复期治疗

主要目的是促进神经功能的恢复，继续加强瘫痪肢体功能锻炼和言语功能训练，除药物外可配合使用理疗、体疗和针灸等。此外，可长期服用抗血小板聚集剂，潘生丁、华法林钠、阿司匹林等、有助于防止复发。

五、建议

1. 控制血压

大量研究表明，高血压不仅促使心、脑、肾血管的损害，也促使动脉硬化的发生和发展。故有效地控制高血压是防止发生脑血栓的重要环节。血压过高是发生出血性脑血管病的直接诱因，但血压降得过低也是发生脑血栓形成的诱因之一，故不可在进入安静状态之前，如夜寐之前，服用过量降压药物。

2. 控制血脂

高血脂，尤其是低密度脂蛋白增高，常是动脉粥样硬化症的又一重要发病因素。因此，要维持高密度脂蛋白与低密度脂蛋白之间有一个恰当的比例。除平时控制脂肪，低胆固醇饮食外，遇有高脂血症者应加以积极治疗。

3. 降低血粘度

血液黏度、血液浓度、血液聚集性和血液凝固性的异常增高或增强，也是脑血栓形成的发病因素之一，故针对有高黏滞血症的患者应积极采取预防性治疗措施，如平时多饮水，采用血液稀释疗法、饮食疗法等。

4. 积极治疗某些相关疾病

积极有效地治疗可发生脑血栓的各种原发病，尽力减少发生血栓的可能性，如动脉粥

样硬化症、感染性心内膜炎、糖尿病、脉管炎等。

5. 注意饮食

养成低盐、低脂肪、节食的饮食习惯，忌食辛辣，多食蔬菜水果及豆制品等。平时可以在饮食中添加一些具有保健作用的天然植物。

6. 调节情志

过于激动、紧张、忧郁常是本病的诱发因素。因此，要注意调理情志、放松情绪，保持心情舒畅，调畅阴阳平衡，使气血畅达、脉络通和，是预防本病地重要措施之一。

7. 劳逸结合

起居规律，不可过劳，适度的活动如练气功、打太极拳等不仅可避免身体肥胖，也可保持身心健康，预防高血压和动脉硬化十分有益。

8. 重视先兆

中年以后尤其是高血压病患者不时发生眩晕、一侧肢体麻木无力、舌强语言不利被认为是本病的 3 大先兆。一旦发现有类似情况应及时就诊并作血流变等有关检查，若有发生脑血栓之高度怀疑者，宜服用阿司匹林等药物以预防脑血栓的发生。

9. 忌烟酒及兴奋性饮料

***温馨提示**

睡前一杯水可防脑血栓的形成

脑血栓是老年人的一种常见疾病，它的发生不仅同高血压、动脉硬化的程度有关，也与老年人的血液粘度增高密切相关。有研究表明，睡前喝杯水可在一定程度上防止脑血栓。

脑血栓的发病时间多在清晨至上午期间，说明血黏度增高同脑血栓的发生有一定关系。人的血液黏度在一天之中不停地变化着，并有自己一定的规律：在早晨 4 点至 8 点血黏度最高，以后逐渐降低，至凌晨达到最低点，以后再逐渐回升，至早晨再次达到峰值。

故人们在深夜入睡前，特别是老年人，喝下约 200ml 水，这样第二天早晨人体的血黏度不仅不上升，反而有所下降。医学界也普遍认为，晚上饮水的确可以降低血黏度，维持血流通畅，防止血栓形成。当然，脑血栓发生的原因是多方面的，血黏度增高只是众多因素之一，但至少可以肯定，养成睡前饮水的习惯对预防脑血栓的发生会起到一定的作用。

第四节　出血性脑血管病

出血性脑血管病，多由长期高血压、先天性脑血管畸形等因素所致。由于血管破裂，血液溢出，压迫脑组织，血液循环受阻，病人常表现颅内压增高、神志不清等症状。这类病人约占脑血管病的 20% ~30% 左右

出血性脑血管病包括：①脑出血，系指脑实质血管破裂出血，不包括外伤性脑出血，多由高血压、脑动脉硬化、肿瘤等引起；②蛛网膜下腔出血，由于脑表面和脑底部的血管破裂出血，血液直接流入蛛网膜下腔所致。常见原因有动脉瘤破裂、血管畸形、高血压、动脉硬化、血液病等。本节只介绍脑出血。蛛网膜下腔出血见表 9 - 1。

脑出血旧称脑溢血，是指大脑实质内的血管破裂出血，其常见原因是高血压。

此病为中老年人常见的急性脑血管病，病死率和致残率都很高。脑出血的发病年龄多在40~60岁，男性多于女性。脑出血发病多较突然，病情进展迅速，严重时在数分钟或数小时内恶化，病人出现意识障碍，偏瘫，呕吐和大小便失禁等，并可有头痛和血压升高。

一、病因

脑出血的常见病因主要是高血压，由于长期的高血压，脑内小动脉形成粟粒样大小的微型动脉瘤，在某些因素作用下（凡是能使血压骤然升高的因素如情绪激动、剧烈活动、饮酒过度、大便用力等，都是脑出血的诱发因素），当血压突然升高时，就会使微小动脉瘤破裂而发生脑出血。此外，脑动脉硬化、脑血管畸形、脑瘤、血液病、感染、药物、外伤及中毒等，也是脑出血的常见原因。

二、诊断提示

1. 类型及临床表现

脑出血大致分为两种：一是全脑症状，多由脑出血、水肿和颅内压升高所致。表现为头痛、呕吐、嗜睡、昏迷等。二是局灶症状，为血液进入脑实质后所致的定位症状，如中枢性偏瘫，面瘫，舌瘫、失语及偏身感觉障碍等。

2. 常见部位及临床表现

（1）内囊部出血　表现为典型的口眼歪斜、偏瘫，半身感觉减退，偏盲、失语。

（2）颞叶出血　表现为出血一侧剧烈头痛，颈强直，也可出现偏瘫，失语。

（3）脑室出血　若出血量大，可引起迅速昏迷，四肢肌张力增高、高热（40℃以上）、多汗、消化道出血（吐咖啡色物、排柏油便），死亡率高。

（4）脑桥出血

一开始就呈深昏迷，桥脑为生命中枢所在，5ml以内的出血就引起严重后果。表现为瞳孔极度缩小如“针尖样”、高热（40℃以上）、呼吸衰竭、继而呼吸停止、多在24h内死亡。

（5）小脑出血　以急剧的眩晕，剧烈头痛，伴频繁呕吐为首发症状，早期神志清醒，不久即进入昏迷。小脑出血不出现半身不遂。

3. 诊断

（1）一般体力活动或情绪激动时发病。

（2）病情发作时常有反复呕吐，头痛和血压升高。

（3）突然发病且发展迅速，常出现意识障碍，偏瘫等症状。

（4）患者一般有高血压病史。

（5）脑脊液检查多含血和压力增高。

（6）脑超声波检查多有中线波移位。

4. 缺血性与出血性脑血管病的鉴别（见表9-1）

表 9－1　缺血性与出血性脑血管病的鉴别诊断

	脑血栓形成	脑栓塞	脑出血	蛛网膜下隙出血
发病年龄	中老年多见	青壮年多见	中老年多见	中青年多见
常见病因	动脉粥样硬化	风湿性心脏病	高血压	动脉瘤、血管畸形、动脉粥样硬化
发病状况	多在安静时	不安	多在活动时	多在活动时
发病缓急	较缓（时、日）	最急（秒、分）	急（分、小时）	较急（分）
头痛呕吐	大多无	大多无	多见	多见（明显）
意识状态	大多清醒	清醒或昏迷	大多昏迷	大多清醒
偏瘫	多见	多见	多见	无
脑膜刺激征	无	无	可有	多明显
脑脊液检查	多正常	多正常	血性、压力高	血性、压力高
CT 检查	低密度区	低密度区	高密度区	高密度区

三、询问病情

（1）您近期内是否突然感到一侧身体麻木、无力、活动不便，手持物掉落，嘴歪、流涎，走路不稳？

（2）您近期内在与人交谈时是不是突然讲不出话来，或吐字含糊不清，或听不懂别人的话？

（3）您近期内是否出现过暂时视物模糊或失明，以后可自行恢复正常？

（4）您近期内是否出现过突然感到头晕，周围景物出现旋转，站立不稳甚至晕倒在地？（这些表现可以短暂地出现一次，也可以反复出现或逐渐加重）

（5）您是否有高血压病史？（一旦高血压病患者出现以上情况，就预示着脑出血即将发生，或已是脑出血的前驱阶段）

当上述先兆症状出现时，患者在思想上既要高度重视，又不能过度紧张以致惊慌失措。情绪要镇静，避免因血压波动而加重病情。应尽快将患者送到医院就诊，并详细告诉医生已出现的预兆表现，以便明确诊断，及时治疗，从而控制疾病发展，避免严重后果。

四、治疗

（一）急性期治疗

以降低颅内压和控制脑水肿以防止脑疝形成，降低增高的血压以防止进一步出血为治疗原则

1. 一般治疗

保持安静、绝对卧床 取头高（头部抬高约 30°）脚底位，应在当地进行抢救，不宜长途运送及过多搬动，以免加重出血；保持呼吸道通畅，随时吸除口腔分泌物或呕吐物；对烦躁不安者或癫痫者，应用镇静、止痉和止痛药；高热者头部降温，用冰帽或冰水以降低脑部温度，有利于减轻脑水肿及颅内高压。注意热量补充和水、电解质及酸碱平衡。防治肺部感染和压疮，尤其是脑出血昏迷的病人，早期给予抗生素预防肺部感染，定时翻身防止压疮，活动肢体防止关节僵硬。

2. 控制高血压

降低增高的血压是防止进一步出血的重要措施，但不宜将血压降得过低，以防供血不足。可肌注利血平 1mg，必要时可重复应用，如清醒或鼻饲者可口服复方降压片 1 ~ 2 片，每日 2 ~ 3 次，血压维持在 20.0 ~ 21.3/12.0 ~ 13.3kpa（150 ~ 160/90 ~ 100mmHg）左右为宜。

3. 控制脑水肿和降低颅内压

脑出血后且有脑水肿，其中约有 2/3 发生颅内压增高，积极降低颅内压，阻断上述病理过程极为重要。可选用下列药物：

（1）脱水剂　20% 甘露醇或 25% 山梨醇 250ml 于 30min 内静滴完毕，依照病情每 6 ~ 8h 1 次，5 ~ 7d 为一疗程。严重心功能不全、活动性颅内出血及尿闭者禁用。

（2）利尿剂　呋塞米（速尿）20 ~ 40mg 溶于 50% 葡萄糖液 20 ~ 40ml 缓慢静注，每日 2 次。孕妇、哺乳期妇女、急性肾炎、肝昏迷前期及血钾过低者禁用。

（3）激素　适宜于出血量较大、头痛、呕吐明显、意识障碍较重或有脑疝早期表现者。常用药物地塞米松，10 ~ 20mg 加入 5% 葡萄糖液中静滴每日 1 次，一般用药 3 ~ 5d。糖尿病、消化道出血、严重感染者禁用。

4. 中药治疗

安宫牛黄丸　［用法用量］口服或鼻饲。蜜丸，一次 1 丸，一日 1 次。孕妇及哺乳期妇女禁用。肝病、肾病及造血系统疾病患者忌服。不宜与新霉素同用，会增加药物毒性。

苏合香丸　［用法用量］口服或鼻饲。蜜丸，一次 1 丸，一日 1 ~ 2 次。孕妇及哺乳期妇女禁用。肾功能不全者忌服。

5. 手术治疗

进行开颅清除血肿术或行血肿穿刺疗法，目的在于消除血肿，解除脑组织受压，有效地降低颅内压，改善脑血液循环以求挽救病人生命，并有助于神经功能的恢复。

6. 其他疗法

高压氧疗法、止血剂治疗（本类药物对脑出血患者无肯定疗效，一般只用于合并消化道出血或有凝血功能障碍者）。

（二）恢复期治疗

恢复期治疗的主要目的为促进瘫痪肢体和语言障碍的功能恢复，改善脑功能，减少后遗症以及预防复发。

1. 避免再次出血

防止血压过高和情绪激动，生活要规律，饮食要适度，大便不干结。

2. 功能锻炼

轻度脑出血或重症者病情好转后，应及时进行瘫痪肢体的被动活动和按摩，每日 2 ~ 3 次，每次 15min 左右，活动量应由小到大，由卧床活动，逐步坐起、站立及扶持行走。对语言障碍，要练习发音及讲话。当肌力恢复到一定程度时，可进行生活功能及职业功能的练习，以逐步恢复生活能力及劳动能力。

3. 药物治疗

可选用促进神经代谢药物，如脑复康、胞二磷胆碱、脑活素、r – 氨酪酸、维生素 B

族、维生素 E 及扩张血管药物等，也可选用活血化瘀、益气通络，滋补肝肾、化痰开窍等中药方剂。

4. 理疗、体疗及针灸等

五、建议

（1）早期发现，及时治疗；定期体检、按时服药；降低或稳定血压，防止血压突然增高。

（2）避免精神紧张和疲劳，防止动脉硬化和血压上升。

（3）适当的坚持体育锻炼，从事力所能及的工作，避免剧烈的运动或过度劳动。

（4）饮食要清淡，大便要保持畅通，避免过度用力排便。必须忌烟酒。烟能加速动脉硬化的发展，对高血压更有害，并能引起血管痉挛。长期大量饮酒也会促使动脉硬化，甚至促使血管破裂。

（5）注意季节变化，防寒避暑。蹲下、弯腰及卧床、起身或改变体位时，动作必须缓慢。

（6）注意合理用药，过多、过乱的应用药物，对胃、肝、肾或造血系统有可能产生副作用，不但不能加快恢复，反而可引出其他问题。

＊温馨提示

突发脑出血怎么办？

（1）保持镇静并立即将患者平卧。千万不要急着将病人送往医院，以免路途震荡，可将其头偏向一侧，以防痰液、呕吐物吸入气管。

（2）迅速松解患者衣领和腰带，保持室内空气流通，天冷时注意保暖，天热时注意降温。

（3）如果患者昏迷并发出强烈鼾声，表示其舌根已经下坠，可用手帕或纱布包住患者舌头，轻轻向外拉出。

（4）可用冷毛巾覆盖患者头部，因血管在遇冷时收缩，可减少出血量。

（5）患者大小便失禁时，应就地处理，不可随意移动患者身体，以防脑出血加重。

（6）在患者病情稳定送往医院途中，车辆应尽量平稳行驶，以减少颠簸震动；同时将患者头部稍稍抬高，与地面保持30°，并随时注意病情变化。

第十章　风湿性疾病

风湿性疾病是指主要侵犯关节、肌肉、骨骼及关节周围的软组织，如肌腱、韧带、滑囊，筋膜等部位的疾病。病因多样，如感染、代谢、肿瘤、内分泌、骨与软骨病变、弥漫性结缔组织病、地理环境、遗传性等。风湿性疾病以疼痛（关节、肌肉、软组织、神经等疾病）为主要症状，各种原因所致的关节炎占重要组成部分。镇痛、消炎是治疗这组疾病的首要目的，但不是最终目的，如果风湿性疾病得不到正确合理的治疗，关节、肌肉、骨骼等病变会导致功能障碍和畸形，留下终身残疾，本章重点介绍类风湿性关节炎和骨质疏松症。

第一节　类风湿性关节炎

类风湿性关节炎是一种以关节滑膜炎为特征的慢性、全身性的自身免疫性疾病。又称类风湿（RA）。滑膜炎持久反复发作，可导致关节内软骨和骨的破坏，关节功能障碍，甚至残疾，以青壮年女性多见。广义的类风湿性关节炎除关节部位的炎症病变外，还包括全身的广泛性病变。

一、病因

类风湿性关节炎的病因至今尚未完全阐明，目前认为是由细菌病毒感染、遗传、内分泌等多种因素引起的自身免疫炎性疾病，此外寒冷、潮湿、疲劳、营养不良、外伤、精神因素等也是此病的诱发原因。

二、诊断提示

（一）临床表现

1. 典型类风湿性关节炎

（1）晨僵　常在关节疼痛前出现，关节僵硬开始活动时疼痛不适，关节活动增多则晨僵减轻或消失，关节晨僵早晨明显，午后减轻。

（2）关节肿胀疼痛反复发作　多呈对称性、常侵及掌指关节、腕关节、肩关节、趾间关节、踝关节及膝关节。关节红、肿、热、痛活动障碍。

（3）多个关节受累，单关节炎少见。

（4）病程可持续几个月以至达数十年之久。

（5）关节周围组织病变及并发症　如类风湿性皮下结节、关节附近肌肉萎缩、肌无力、关节周围的组织受累、骨受累、肩手综合征及下肢与踝部水肿等。

2. 不典型类风湿性关节炎

（1）发热型类风湿　在临床上可分为长期高热为主要表现的类风湿和长期低热为主

要表现的类风湿。以高热为主的类风湿发热，由感冒、外伤等因素引发，表现为不规则间歇性的特征。发热时，温度多半在38℃~40℃以上，有的高达42℃，一日温差可有较大波动，发热时伴有畏寒、皮疹、关节酸痛的症状。发热一般持续2~8h骤然下降，伴有出汗、乏力、食欲减退、消瘦、贫血等症状。以低热为主的类风湿症状极不典型，往往被误诊为结核或潜伏性风湿病。病人体温多在37.3℃~38℃之间，很少超过38℃。全身症状多，表现为明显乏力、易累、倦怠、多汗、晨僵、关节肿胀、疼痛等症。

（2）单关节炎　多由髋、膝、踝单关节开始发病，病变始终局限于1个关节，以后反复发作，缓解与加重缓慢交替。常伴有其他关节痛，但不肿，病程可持续1年至数年。

（3）少关节炎　此型关节炎多半固定在2~3个关节上，好发于腕、踝、膝、跖、髓等关节。关节症状较轻，发展较缓慢，有较长时期的缓解期。

（4）反复发作性风湿病　其特征为发作呈周期性，每次发作持续数小时、数日乃至2~3周，自行消退，关节疼痛剧烈，多由劳累、饮酒、失眠所诱发。

（5）干性关节炎　临床以关节僵硬、挛缩为主要表现，关节肿胀不明显，剧烈疼痛或反而无痛，但关节破坏及增生发展迅速，数月至1~2年内可使关节毁损变形，发展成残疾。

（6）内脏型　多发生于儿童和青少年，其特点是当内脏症状突出时，关节痛的炎症表现一般是中等度的，有时轻微，或退居次要地位。可表现为心脏损害，类风湿性血管炎，肺、肾损害，关节淋巴结病，关节肝脾综合征，神经和内分泌系统损害，眼、消化系统、血液系统损害及其他。

3. 儿童类风湿性关节炎

（1）长期高热为主要表现。

（2）多关节炎型类风湿。

（3）单关节炎。

（4）关节炎

其各自特征见上。

4. 重叠类风湿性关节炎

（1）类风湿重叠风湿病　全身症状重，可伴有明显心脏损害的表现与心力衰竭。

（2）类风湿重叠系统性红斑狼疮　多发生于青年女性，也可发生近端指间关节和掌指关节滑膜炎，但关节症状不重、一般无软骨和骨质破坏，全身症状明显，有多脏器损害，典型者面部出现蝶形或盘状红斑。

（3）类风湿重叠瑞特综合征（Reiter综合征）　瑞特综合征是一种伴有泌尿生殖系统，皮肤黏膜和眼部炎性病的反应性关节炎。

（4）类风湿重叠费尔蒂综合征（Felty综合征）　是指具有类风湿关节炎伴有嗜中性粒细胞减少和肝脾肿大的一种严重型类风湿关节炎。此病少见，多发于年龄较大、病程较长的活动期类风湿关节炎患者，关节病变严重。

（二）诊断

（1）晨僵至少1h（≥6周）。

（2）3个或3个以上关节肿（≥6周）。

(3) 腕掌指关节或近端指间关节肿（≥6 周）。
(4) 对称性关节肿（≥6 周）。
(5) 皮下结节。
(6) 手 X 光片改变。
(7) 类风湿因子阳性（滴度 >1：32）。

确诊为类风湿性关节炎需具备以上 4 条或 4 条以上标准，就可被认定患有类风湿性关节炎。

三、询问病情

(1) 确认患者的年龄、性别、职业。
(2) 您是否在身体特定部位发现皮下结节（类风湿性结节）？
(3) 您是否有三个或三个以上的关节发生肿胀现象？有多长时间了？
(4) 您关节肿胀现象是否呈对称性？
(5) 您是否有关节或关节周围的晨僵，且这种僵硬不适的感觉超过一个小时以上？
(6) 您关节肿胀是否包括了手部的近侧指骨关节、指骨掌骨关节或腕骨间关节？
(7) 您是否受到过寒冷、潮湿、感染、外伤、劳累、产后等因素的影响？

四、治疗

类风湿性关节炎至今尚无特效疗法、仍停留于对炎症及后遗症的治疗，采取综合治疗，多数患者均能得到一定的疗效。现行治疗的目的在于：一是控制关节及其他组织的炎症，缓解症状；二是保持关节功能和防止畸形；三是修复受损关节以减轻疼痛和恢复功能。

（一）一般疗法

发热关节肿痛，全身症状患者应卧床休息，至症状基本消失为止。待病情改善两周后应逐渐增加活动，以免过久的卧床导致关节废用，甚至促进关节强直。饮食中蛋白质和各种维生素要充足，贫血显著者可予小量输血，如有慢性病灶如扁桃体炎等在病人健康情况允许下，尽早摘除

（二）药物治疗

近年来将治疗 RA 的药物分为两大类：控制症状药和控制疾病药。由于 RA 病因不明，故当今并无堪称控制疾病的药。控制症状的抗风湿药分为四类，

1. 非甾体类抗炎药

通常称一线药，这类药物种类繁多，国内市场已多达数十种，如阿司匹林、布洛芬等（见第九章第二节）。

2. 肾上腺糖皮质激素

肾上腺糖皮质激素是一个非常好的快速抗炎止痛药，但长期单独使用不能改善病情，反而带来许多副作用，停药困难，一般不作首选药，仅限于急性发作时关节肿痛明显，全身症状较多，病情较重而其他药物无效时才使用。但治疗要从小剂量开始，如泼尼松

（见第九章第二节），症状无改善可酌情加量，症状控制后逐渐减少到最小维持量，疗程不宜太长，并联合二线药治疗是必要的。

3. 慢作用抗风湿药

通常称为二线药，所谓慢作用药包括抗疟药、金盐、青霉胺和柳氮磺胺吡啶，它们治疗 RA 起效慢，长期使用对 RA 病情有一定缓解作用，故也称病情改善药。

（1）金制剂　目前公认对类风湿性关节炎有肯定疗效，常用金硫丁二钠（硫代苹果酸金钠）。用法：肌注，第一周 10mg，第二周 25mg，若无不良反应，以后每周 50mg。总量达 300～700mg 时多数病人即开始见效，总量达 600～1000mg 时病情可获稳定改善。维持量每月 50mg。因停药后有复发可能，目前主张长期维持量。金制剂用药愈早，效果愈著。金制剂的作用慢，3～6 个月开始见效，不宜与免疫抑制剂合用。若治疗过程中总量已达 1000mg，而病情无改善时应停药。口服金制剂效果与金注射剂相似。不良反应有皮疹、口腔炎、腹泻、血小板减少、肾损害等，但很少发生，停药后可恢复。金诺芬为口服金制剂，剂量为每次 3mg，每日 2 次。

（2）青霉胺　是一种含巯基的氨基酸药物，治疗慢性类风湿性关节炎有一定效果。用法：第一个月口服每次 125mg，每日 2 次，第二个月每次 250mg，每日 2 次。无明显效果第三个月每次 250mg，每日 3 次。每日总剂量达 750mg 为最大剂量。多数在 3 个月内临床症状改善，症状改善后用小剂量维持（250mg，每日 1 次）疗程约一年。不良反应有血小板和白细胞减少、过敏性皮疹、肾损害等。

（3）雷公藤　经国内多年临床应用和实验研究有良好疗效，有非甾类抗炎作用，又有免疫抑制作用，可以改善症状。雷公藤多苷每日 60mg，1～4 周可出现临床效果。不良反应有女性月经不调及停经、男性精子数量减少、皮疹、白细胞和血小板减少、腹痛腹泻等，停药后可消除。

（4）昆明山海棠　作用与雷公藤相似，口服：每次 2～3 片，每日 3 次，疗程 3～6 月以上。不良反应有头昏、口干、咽痛、食欲减退、腹痛、闭经等，停药后可消除。

4. 免疫抑制剂

适用在其他药物无效的严重类风湿性关节炎患者，停药情况下或激素减量的患者。常用的有硫唑嘌呤：口服每次 50mg，每日 2～3 次。环磷酰胺：口服每次 50mg，每日 2 次。症状有所改善后逐渐减量，维持量为原治疗量的 1/2～2/3。连续用 3～6 个月。不良反应有骨髓抑制、白细胞及血小板下降，肝脏毒性损害及消化道反应、脱发、闭经、出血性膀胱炎等。氯喹：口服每次 250～500mg，每日 2 次。不良反应常有较多胃肠道反应（如恶心、呕吐和食欲减退等）。长期应用须注意视网膜的退行性变和视神经萎缩等。有心脏病者也应慎用。

（三）中药治疗

尪痹颗粒［用法用量］口服。一次 6g，一日 3 次。孕妇及哺乳期妇女忌服。

风湿骨痛胶囊［用法用量］口服。一次 2～4 粒，一日 2 次。孕妇及儿童忌服。本品不可超量和长期服用。

小活络丸［用法用量］口服。一次 6 丸，一日 1～2 次。孕妇及儿童忌服。不宜长期服用。

（四）理疗

目的在于用热疗以增加局部血液循环使肌肉松弛，达到消炎、去肿和镇痛作用，理疗方法有热水袋、热浴、蜡浴、红外线、超短波等。理疗后同时进行按摩，以改进局部循环，松弛肌肉痉挛。

（五）手术治疗

以往一直认为外科手术只适用于晚期畸形病例，目前对仅有 1 ~ 2 个关节受损较重、经水杨酸盐类治疗无效者可试用早期滑膜切除术。后期病变静止，关节有明显畸形者可行截骨矫正术，关节强直或破坏可作关节成形术、人工关节置换术，负重关节可作关节融合术等。

一般说来早期即予积极的综合性治疗，恢复大多较好。起病急的优于起病缓者，男性较女性为好，仅累及少数关节而全身症状轻微者，或累及关节不属对称分布者，往往病程短暂，约有 10% ~20% 患者因治疗不及时而成残疾。本病不直接引起死亡，但晚期严重者可死于继发感染。

五、建议

由于类风湿关节炎病情时好时坏，目前并无根治方法只能控制暂时病况，所以建议患者可从以下几点注意保健。

（1）争取早期诊断，早期治疗。因本病的致残率比较高，但如果获得早期诊断及早期的治疗，仍可控制其发展甚至治愈。

（2）服用阿司匹林，一定要在饭后才能服药，因为此药容易对胃造成伤害，并且容易造成缺铁性的贫血。

（3）预防和控制感染，有些类风湿性关节炎是在患了扁桃体炎、咽喉炎、鼻窦炎、慢性胆囊炎、龋齿等感染性疾病之后而发病的。

（4）避免寒冷、潮湿等诱发因素，冬天要注意保暖，关节疼痛时可以拭热水浴，减轻疼痛。

（5）饮食上应选择容易消化的食物，以清淡爽口为原则，少吃辛辣、油腻及冰冷的食物。

（6）适当补足维生素 A、C、D、E 或含钙、铁、铜、锌、硒等矿物质食物，以增强机体免疫力及预防组织氧化或贫血。

（7）减少长时间卧床时间，且在运动时不宜剧烈，可以选择坐着或卧床进行运动。若采坐姿可将右腿打直、小腿与足部往上提，离地三十公分以上，持续五秒钟后放下，左脚也以相同动作重复，每日可多作几次，以能负荷为原则。

（8）未确诊前切勿任意进行推拿、按摩、拔罐等传统关节疼痛的治疗方法，以免使病情加重，造成无法弥补的伤害或延误治疗的最佳时机。

（9）要有耐心地配合医生进行长期的治疗、定时服药、定期回诊，并接受指定专业的康复师进行正确的康复治疗，若有任何的不适情况发生时，应立即告知医生。

（10）活动与休息要适度，有些类风湿性关节炎患者的病情虽然基本控制，处于疾病恢复期，但往往由于劳累而重新加重或复发，故要劳逸结合。

（11）保持正常的心理状态，有一些患者是由于精神受刺激，过度悲伤，心情压抑等而诱发本病的，而在患了本病之后，情绪的波动又往往使病情加重。

＊温馨提示

类风湿性关节炎患者在做关节功能锻炼的时候应该注意什么？

（1）关节功能锻炼时，活动量要适宜，从少到多，渐渐增加，适可而止。不可操之过急，它的成效需在坚持一定的时间之后才能显现出来。

（2）安排好锻炼时间。早晨空气清新，精力充沛，全身肌肉器官已得到充分的休息，此时锻炼效果较好。

（3）锻炼项目不宜过多，一般只选 1～2 项，并且必须坚持不懈。

（4）若在炼过程中发现病人食欲差、体重下降、失眠，或脉搏超过原来的 30%，应该酌情减少运动量，必要时应请医生检查。（5）功能锻炼时，应选择一个空气污染少，绿色植物多的场所。

第二节 骨质疏松症

骨质疏松症是以骨量减少、骨的微观结构退化为特征的，致使骨的脆性增加及易发生骨折的一种全身骨代谢障碍性疾病。骨质疏松系多种原因引起的一组骨病，骨组织有正常的钙化，钙盐与基质呈正常比例，以单位体积内骨组织量减少为特点的代谢性骨病变。在多数骨质疏松中，骨组织的减少主要由于骨质吸收增多所致。发病多缓慢、个别较快，以骨骼疼痛、易于骨折为特征、生化检查基本正常。病理检查可见骨皮质菲薄，骨小梁减少、变细或稀疏萎缩，类骨质层不厚。

一、病因

1. 原发性骨质疏松症

（1）绝经后骨质疏松症　目前病因尚未完全阐明，见于绝经后妇女，可能与雌激素水平低下有关。

（2）老年性骨质疏松症　随着年龄的增长必然发生的一种生理性退化病变，是最常见的骨质疏松症。病因十分复杂，至今尚未完全阐明。

2. 继发性骨质疏松症

（1）某些疾病所致　如甲状腺机能亢进、肾上腺皮质功能亢进、长期使用糖皮质激素、类风湿性关节炎、恶性肿瘤等。

（2）其他　营养缺乏、长期卧床、肢体瘫痪、酒精中毒、药物作用等诱发。

3. 特发性骨质疏松症

（1）青少年骨质疏松症　多见于 8～14 岁，病因不明，无明显家族史，男女均可发生。

（2）青壮年、成人骨质疏松症　病因不明，可能是遗传基因所致，女性多见。

（3）妇女妊娠及哺乳期骨质疏松症

二、诊断提示

（一）临床表现

1. 原发性骨质疏松症

（1）疼痛　最常见的症状是腰背疼痛，疼痛沿脊柱向两侧扩散，仰卧或坐位时疼痛减轻，直立后伸展或久立、久坐时疼痛加剧；日间疼痛轻，夜间和清晨醒来疼痛重；弯腰、肌肉运动、咳嗽、大便用力时疼痛加重。

（2）身高缩短　脊椎主要由骨松质构成，发生骨质疏松后，椎体变形、缩短。老年人骨质疏松时椎体压缩，每节椎体缩短2mm左右，身长平均缩短3～6cm。

（3）弯腰驼背　脊柱椎体发生楔形变，导致脊柱前倾、背曲加剧、形成驼背。

（4）骨折　骨折是老年性骨质疏松症最常见和最严重的并发症，骨折往往是在轻微外力或没有明显的外力作用下而发生。老年前期以桡骨远端骨折为多见．老年期以后以胸腰椎和股骨上端骨折多见。

（5）呼吸功能障碍　由于胸腰椎压缩性骨折，导致脊柱弯曲，胸廓畸形，胸腔内脏器受压，可使患者往往可出现胸闷、气短、呼吸困难、发绀等症状。

2. 继发性骨质疏松症

具有原发性疾病的临床表现。出现腰腿疼痛、骨痛、在轻微外力下或甚至在没有明显的外力作用下而发生骨折。

3. 特发性骨质疏松症

（1）青少年骨质疏松症　主要表现为从背部、髋部和足背隐痛开始，逐步出现行走困难，常发生膝关节和踝关节疼痛和下肢骨折；也可表现为驼背、鸡胸、身高变矮、长骨畸形、跛行等。

（2）青壮年、成人骨质疏松症　与原发性骨质疏松症的表现相似，但此病经过若干年的活动期后，即使留下脊柱变形，其腰背痛会自然消失。

（二）辅助检查

退行性骨质疏松症诊断需依靠临床表现、骨量测定、X线片及骨转换生物化学的指标等综合分析判断。

1. 生化检查

测定血、尿的矿物质及某些生化指标有助于判断骨代谢状态及骨更新率的快慢，对骨质疏松症的鉴别诊断有重要意义。

（1）骨形成指标。

（2）骨吸收指标　尿羟脯氨酸、尿羟赖氨酸糖苷、血浆抗酒石酸盐酸性磷酸酶、尿中胶原吡啶交联（PYr）或I型胶原交联N末端肽（NTX）。

（3）血、尿骨矿成分的检测　血清总钙、血清无机磷、血清镁、尿钙、磷、镁的测定。

2. X线检查

3. 骨矿密度测量

（1）单光子吸收测定法（SPA）。

（2）双能 X 线吸收测定法（DEXA）。

（3）定量 CT（QCT）。

（4）超声波（USA）。

三、询问病情

（1）确认患者的年龄、性别、职业。

（2）您的腰、腿、背疼痛都是在什么时间加重?

（3）当您改变身体姿势时疼痛是否加重?

（4）您近期是否感觉到四肢呈放射痛，双下肢感觉运动障碍?（压迫相应的脊神经所致）

四、治疗

（一）病因治疗

引起骨质疏松的原因很多，治疗时首先要针对病因，特别是由内分泌及代谢原因引起的，一旦控制住病因，病情可逐渐好转。所以，在治疗骨质疏松之前，尽力找出致病原因，然后有针对性地采取治疗措施。

（二）对症处理

1. 急性期治疗

椎体一旦发生骨折即需卧硬板床休息，膝下垫一枕头以减轻下腰部的压力，注意褥疮护理，可以用些止痛药，疼痛消失后即开始锻炼并逐日增加活动量，疼痛剧烈者可佩戴支架。

2. 药物治疗

（1）钙剂和维生素 D　如钙尔奇 D、凯思立 D31 ~2 片/d。

（2）雌激素和孕激素　可预防与治疗绝经后妇女骨质疏松症。如果没有子宫，则不需要孕激素。如尼尔雌醇 1 ~2mg，每月 2 次，按医嘱定期加黄体酮。不良反应有少数人白带增多、乳房胀、恶心、头痛、腹胀等。

（3）降钙素　适用于绝经期妇女的骨质疏松症。肌注依降钙素 10U，每周 1 次。偶有食欲减退，脸潮红、皮疹、恶心与头昏等不良反应。不过，只要停止药物治疗，骨质流失速度会开始加快，因此必须长期治疗。过敏体质及支气管哮喘者慎用。

⑷阿膦仑酸钠　适用于绝经后妇女及男性的骨质疏松症。口服 10mg/d，晨起空腹 200 ~300ml 白开水送服，至少半小时不能进食或喝饮料，30min 内不能平卧，已减少药物与上消化道接触的时间，避免其对食管黏膜的刺激。少数人可出现胃部不适、恶心、腹痛、便秘或腹泻及肌肉疼痛等不良反应。注意用此药必须每日从食物中摄取充足的钙，不足时可补充钙及维生素 D。

3. 中药治疗

龙牡壮骨颗粒［用法用量］口服。一次 2 包，一日 3 次。开水冲后，搅均服下。

仙灵骨葆胶囊［用法用量］口服。一次 3 粒，一日 2 次。

4. 运动疗法

研究发现，承受重量的运动，能增加骨质量。通过体育活动，调节全身代谢状态，改善骨骼血液循环状况，增加外力对骨骼的刺激，从而缓解骨质疏松。运动治疗是简单易行、十分有效的措施，可根据自己的爱好、兴趣及客观条件，选择锻炼并持之以恒。

5. 物理疗法

物理疗法主要是将电、光、声等现代化理疗仪器作用于人体及骨骼之上，促进骨骼的合成。主要包括超声波、超短波、磁疗、热疗、光疗、水疗、蜡疗等。

（三）预防并发症

骨折是骨质疏松症最严重也是最常见的后果，采取增大骨量，延缓骨量丢失是最有效的手段。在骨质疏松的治疗和预防中特别强调年龄段，尤其是女性 35 岁以前为骨量增长期，此后为骨量丢失期，50 岁以后呈快速丢失。故在骨量丢失年龄段（女性绝经前），应尽量延缓其骨量丢失。在快速丢失年龄段（女性绝经后），采用相应的治疗和预防措施，如雌激素替代疗法等。另外，平时增强自我保健意识，减少外伤的机会，亦有助于防止骨折。

五、建议

（1）适度的合理的锻炼，运动可促进钙的吸收和利于，增加骨密质，减少骨量的丢失。

（2）加强营养、合理补钙。

（3）绝经期妇女要合理应用药物，预防骨质疏松症。

（4）要经常参加户外活动，增加日照可预防维生素 D 缺乏，促进钙的吸收。

（5）避免损伤。对容易引起摔跌撞碰的疾病应有效的预防，加强安全意识。

（6）人到中年尤其妇女绝经后应每年进行一次骨密度检查。

（7）积极治疗与骨质疏松症有关的疾病如糖尿病、类风湿性关节炎等。

第十一章　结膜疾病

结膜是眼的附属结构，结膜是一层富有血管的透明薄膜，可分为两部，覆盖在眼睑内面的部分称睑结膜；被覆在巩膜前面的部分称球结膜。结膜炎和沙眼是结膜常见疾病。

第一节　结膜炎

结膜炎是指球结膜和睑结膜均弥漫性充血及眼分泌物增多为典型症状的眼科临床常见多发病。结膜炎分感染性和非感染性两大类。

一、感染性结膜炎

由多种生物病原体（细菌、病毒、依原体、真菌等）感染眼结膜引起。俗称“红眼”临床较常见，有接触传染性，易造成流行。本病患者是传染源，患者的眼分泌物和泪水中都有病原体存在，通过直接接触或间接接触传染给健康人。如在炎热夏季，通过毛巾、面盆、玩具、公共浴池、游泳池等易引起传染，在家庭、学校、幼儿园等流行。感染性结膜炎临床最常见的有以下几种。

（一）急性卡他性结膜炎

1. 病因

急性卡他性结膜炎 常由肺炎双球菌、流行性感冒杆菌、链球菌、金黄色葡萄球菌等细菌感染所引起的一种急性传染性结膜病，为眼科临床常见多发病。

2. 诊断提示

（1）发病　潜伏期约为1～2d，发病急，常为双眼同时或先后患病。发病初期患眼发痒、发干、怕光，有异物及烧灼刺痛感。

（2）大量分泌物　多为黏液或黏液脓性，晨起常粘着睑裂及睫毛而封闭睑裂。

（3）睑球结膜充血与水肿　有时伴有点状或片状出血。重者可引起角膜点状浸润或溃疡。

（4）毒力较强的致病菌可使睑结膜面附有灰白色假膜，此膜易被擦去，但可再形成。

（5）患本病3～4d症状最明显，一般经过1～2周左右治疗后可痊愈，如果病变波及角膜时病程会延长，通常愈后不遗留视力损害。

（二）病毒性结膜炎

1. 病因

病毒性结膜炎 是由肠道病毒、腺病毒等病毒感染所引起的一种亚急性或急性传染性结膜病。临床常见有急性出血性结膜炎和流行性角结膜炎，均属于传染性强、流行快的急性结膜炎。病毒性结膜炎是国家法定传染病，并有国家标准。急性出血性结膜炎和流行性角结膜炎的在临床表现上有较大差异，这和致病病毒的毒力及个体免疫状况有关。

2. 诊断提示

（1）急性出血性结膜炎

急性出血性结膜炎是一种暴发流行的自限性眼部传染病。本病传染性极强，可大面积迅速流行。表现为潜伏期短，约在24h内发病，多为双眼，一般持续10d左右或更短。自觉畏光、流泪、眼红、异物感和剧烈眼痛等。眼睑及结膜充血、水肿，睑结膜滤泡明显增生。球结膜点状或片状出血，多自上方开始。耳前淋巴结肿大。病初角膜上皮有一过性、细小点状的上皮型角膜炎。部分患者有发热不适及全身肌痛。在印度和日本，曾报告过个别病例出现类似小儿麻痹样的下肢运动障碍。婴幼儿一般不患此病，即使感染，症状亦轻。

（2）流行性角结膜炎

传染性强，可散在或流行性发病。主要表现为急性滤泡性结膜炎，常合并有角膜病变。患者多为20～40岁成年人及儿童，急性发病，潜伏期5～7d。初发时自觉异物感、水样分泌物、疼痛、畏光和流泪等。眼睑水肿、睑球结膜显著充血、球结膜水肿，睑结膜及结膜穹隆部48h内出现大量滤泡。结膜滤泡可被水肿的结膜掩盖。耳前淋巴结肿大并有压痛。偶有结膜下出血，少数严重者可出现结膜假膜或膜的形成。也可出现腺病毒性角膜炎，随病程病变由轻到重，早期表现为上皮型角膜炎，继后发生上皮下和浅基质层点状浸润。浸润呈圆形，边界模糊，直径（0.5～1.5）mm，形态和大小基本一致，数个或数十个不等，可集聚成簇位于角膜中央区。视力可略受影响，以后恢复正常。角膜混浊斑点可于数月后逐渐吸收，也有持续数年者。成人多局限于外眼表现；儿童可有全身症状，如发热、咽痛、中耳炎、腹泻等。

二、非感染性结膜炎

主要由免疫因素、化学因素、物理因素和全身疾病因素等引起发病。现代医学认为也与环境和用眼习惯有关。随着卫生条件的改善，感染性结膜炎发病逐渐减少，而非感染性的慢性结膜炎病例越来越多。这是因为，导致非感染性慢性结膜炎的原因以不良环境和生活方式为主，包括：风沙、灰尘、烟雾、强光及有害气体的刺激；经常熬夜、睡眠不足、嗜烟过度、用眼疲劳等。尤其是长时间操作电脑或上网对眼睛伤害大，一方面，电脑视疲劳综合征可引起结膜炎症状；另一方面，电脑引起的干眼症也可引起或加重结膜炎。长期使用某些化妆品或眼药也是原因。另外，慢性鼻炎、过敏状态，原先的眼疾，如倒睫、睑缘炎、慢性泪囊炎、睑板腺梗阻等，未矫正的屈光不正、斜视等也会引起慢性结膜炎。临床较常见的主要有过敏性结膜炎。

1. 病因

过敏性结膜炎　是由于接触过敏性抗原引起的结膜过敏反应。过敏原包括花粉、灰尘、湿冷空气、尘螨、动物毛发、香皂、香水、化妆品、药物、隐形眼镜及其护理液等过敏引起的眼部炎症反应。这与患者体质有关，不引起传染。

2. 诊断提示

过敏性结膜炎临床表现为弥漫性的结膜充血、水肿及乳头、滤泡增生等体征，越靠近眼角部分，情况越严重，患者一般没有眼痛，也无明显视力障碍，瞳孔正常。若有家庭成员患过敏症的话，其为过敏反应的可能性很高，它的过敏原基本上与过敏性鼻炎相同

三、询问病情

各种疾病的发生均有一定的规律和特点，通过详细的询问病情可以了解某一特定病人疾病发生、发展的情况和特点。患者主观感觉到的不适或痛苦的异常感觉就是症状，如眼睛发痒、发干等。广义的症状也包括体征，如眼结膜充血、眼分泌增多等，所以广义的症状是反应病情的重要标志。询问病情时首先要弄清患者感觉最痛苦或最突出的症状或体征及其持续的时间，也即是患者此次求医问药的主要原因。对结膜炎患者，询问病情时，可参考如下所述：

（1）要确认患者是谁、性别、年龄、职业。

（2）您眼睛不适有多久了？

（3）您近期是否去过公共浴池或游泳池或理发美容厅，是否与他人共用过毛巾？（结膜炎可借此媒介传播）

（4）您眼睛发红、结膜充血、眼皮肿胀或瘙痒？（过敏性结膜炎的表现）

（5）您眼睛是否怕光流泪、有异物感、不敢睁眼，睡醒后眼分泌物很多，有时上下眼皮粘在一起？（多为细菌或病毒感染性结膜炎）

（6）您眼睛是否很痒，对花粉、冷空气、动物皮毛等有否过敏？（接触过敏原引起过敏性结膜炎）

（7）是否经常带隐形眼镜？（常期带隐形眼镜会引起慢性结膜炎或过敏性结膜炎）

（8）您是否去医院眼科看过病？医生说您是什么病？（如果你是药品销售人员）

四、治疗

（一）治疗原则

（1）去除病因。

（2）局部用药为主，必要时全身用药。分泌物较多时，以1% ~2% 盐水洗眼。

（3）细菌性结膜炎急性期忌包扎及热敷患眼，否则会加重病情。

（4）防止病情传染扩张。

（5）许多过敏性结膜炎都有自限性，因此治疗的主要目的是减轻症状和避免发生后遗症。脱离过敏原是最为有效的治疗方法，应尽量避免与可能的过敏原接触。

（二）一般治疗

注意个人卫生习惯，发病期间禁酒、忌食辛辣油腻等，宜清淡饮食，过敏性结膜炎忌食能诱发过敏反应的食物。分泌物多时，可用生理盐水或3% 硼酸溶液冲洗结膜囊，彻底清除分泌物，拭除假膜，次数酌情而定。

（三）药物治疗

应根据结膜炎类型选择药物。治疗结膜炎的药物主要以局部治疗为主，一般首选外用滴眼液。如可选择以下药物：

1. 用于治疗卡他性结膜炎

（1）白天可选用 0.25%氯霉素眼药水，滴眼，每次1～2滴，每日4～6次。本品属广谱抗生素，主要作用局部抗菌、消炎。可用于治疗结膜炎、沙眼等。主要不良反应是可有眼部刺激。大剂量长期使用（超过3个月）可引起视神经炎、视神经乳头炎，特别是小儿。

（2）晚间睡前可选用 0.5%红霉素眼膏适量涂抹患眼一次。本品属大环内酯类抗生素，主要用于治疗细菌性外眼感染、结膜炎等。

（3）中药治疗

心明目上清丸［用法用量］口服。蜜丸，一次1丸，一日2次。孕妇及白内障患者忌服。

龙胆泻肝丸［用法用量］口服。水丸，一次3～6g，一日2次。孕妇忌服。不宜长时间服用。

牛黄上清丸［用法用量］口服。蜜丸，一次1丸，一日2次。孕妇忌服。．大便溏薄者忌服

2. 用于治疗病毒性结膜炎

首选眼局部应用抗病毒眼药治疗，以减轻与控制炎症。为防治合并细菌感染，局部宜加用抗生素。

（1）2%吗啉双胍（病毒灵）滴眼液 滴眼，每次1～2滴，每小时1次。好转后可改为每二小时1次。本品属广谱抗病毒类药物。适用于治疗病毒性角结膜炎。或0.1%利巴韦林（病毒唑）滴眼液滴眼，1～2滴/次，每小时1次 。本品属广谱抗病毒类药物，适用于治疗疱疹性结膜炎。或0.1%碘苷（疱疹净）滴眼液滴眼，1～2滴/次，每日6～12次。本品是嘧啶类抗病毒唑，适用于治疗疱疹性眼炎或角膜炎。

（2）0.25%氯霉素滴眼液 滴眼，1～2滴/次，每日4～6次。

3. 用于治疗过敏性结膜炎

（1）4%色甘酸钠滴眼液 滴眼，每次1～2滴，每日4～6次。本品为五官科用药类和过敏药类非处方药药品。适用于治疗和预防过敏性结膜炎。

（2）0.5%考的松滴眼液 滴眼，1滴/次，每日4～6次。本品是糖皮质激素类药，能抑制感染或非感染性炎症。可用于过敏性结膜炎。

五、建议

（1）发现病人应隔离，其用具如手帕、面巾等物需煮沸消毒，摸脸擦眼后洗手，勿用他人的洗脸用具。禁止患者进入游泳池或入公共浴池沐浴。替患者理发的人员及用具时消毒。医护人员在治疗过程中要防止交叉感染，宣传预防知识。

（2）无论是眼药水或是眼药膏，在使用时勿使瓶口接触眼睛，用后将瓶盖拧紧，以免污染药品；药液变色或混浊，切勿使用。

（3）眼药水一次一滴即可，一般滴入下眼睑内，点后宜闭目。剩余眼水勿放置于高温、高湿或阳光直射处以免变质。

（4）眼药膏涂于下结膜囊内约半厘米长，眨动眼睛药膏便会自动覆盖在眼球表面。

（5）当眼部有感染时，不宜单独使用糖皮质激素类眼药，应在医师或药师指导下与抗生素合用。

（6）根据病情决定滴眼液使用次数，一般炎症消退后应坚持继续滴药3~5d，并逐渐减少滴眼次数，可巩固疗效和防止复发。

（7）抗病毒类滴眼液不宜长期过量使用，偶有低血糖、消化道反应等。

（8）抗生素类眼药避免长期过量使用，对眼部有刺激，易引起视力障碍和二重感染。

（9）用药后出现眼痒、眼睑皮肤潮红、结膜水肿者立即停药，及时与医师联络。

（10）患者如购买非处方药后，应详细阅读药品说明书，非处方药品说明书是指导患者安全用药的重要依据。

（11）通常在其他药物无效情况下才会选用糖皮质激素，因其副作用较大，应在医生指导下谨慎使用。

（12）在重症过敏性结膜炎时，使用色甘酸钠滴眼液可适当增加到一日滴6次。在好发季节提前2~3周使用可起到预防作用。

（13）儿童用药应在医师或药师指导下。

（14）疱疹净可损害角膜使出现小点或混浊。亦可引起眼睛痒、眼痛、眼水肿、过敏反应等。宜控制疗程，不宜长期应用本品。孕期禁用本品。

*温馨提示

1. 怎样正确滴眼药?

滴眼药前，要仔细查看药名和浓度正确与否，还要观察药水的质量。药水中如出现絮状物、沉淀或变色，说明药水有可能已变质，不可再用。滴眼药的方法如下：

（1）洗净双手，不要用手接触眼药瓶口。

（2）眼睛向上看。

（3）将下眼睑向下拉使成“沟状”。

（4）尽量使滴眼液靠近“沟”，但不要让眼药瓶口碰到它或眼睛，按处方剂量滴入“沟”中。

（5）闭眼2min，但不闭太紧，以免将药液挤出。

（6）多余药液可用面巾擦除。

（7）如果同时使用多种眼液，滴不同药液之间的间隔至少要5min。

（8）滴眼液也会产生烧灼感，若烧灼感持续几分钟后仍不缓解，请咨询医生或药师。

（9）使用激素类眼药应注意有反跳现象，所以不应立即停药，需在医师或药师指导下用药。

（10）使用色甘酸钠滴眼液时注意如下事项。

①对本品过敏者禁用，过敏体质者慎用。

②本品性状发生改变时禁止使用。

③请将本品放在儿童不能接触的地方。

④儿童必须在成人监护下使用。

⑤如正在使用其他药品，使用本品前请咨询医师或药师。

（11）常期大量使用氯霉素滴眼液可引起二重感染。

2. 儿童如何滴眼药?

让儿童平直仰卧，闭上眼睛；从眼角滴入处方剂量的药液，保持平直姿势；擦除过多药液。

3. 眼药膏如何使用?

洗净双手，还要让药管尖接触到别的东西（包括手）；将头稍向后倾斜；一手拿软膏，另一手拉下眼睑使成“沟状”，但还要碰上；挤出处方量的眼膏，闭眼2min；用纸巾擦除多余药膏，用另一纸巾清洁管尖。

第二节 沙 眼

沙眼并不是由风沙吹进眼睛里引起的，而是由衣原体这种致病微生物侵犯人眼的睑结膜和角膜组织，使睑结膜面呈现沙粒状粗糙不平而得名。本病具有传染性。由于导致沙眼的病原微生物广泛地存在于空气、风尘、皮肤及病人的分泌物中。所以，沙眼流行范围广、感染快、男女老幼均可患病。因此，沙眼是一种社会性疾病，其患病及流行与人民的经济生活水平、文化素质、生活习惯和医疗卫生条件密切相关。沙眼是发展中国家人民致盲的主要病因之一。我国沙眼的发病率和严重程度已经明显下降，但仍然未消除灭绝。

沙眼是一种常见的眼科慢性传染性眼病，由沙眼衣原体致病微生物引起。感染后的潜伏期为5～12d，常侵犯双眼。严重的沙眼可影响视力以至失明。

一、病因

沙眼衣原体是一种细胞内寄生体，它可致人类不同群体及人体的不同器官的感染。沙眼的传播和人们的不良卫生习惯密切相关。比如共用洗脸的毛巾，用接触过病人的手揉眼等等，都能患上沙眼。沙眼多发生于儿童及青少年期，有重复感染性。

二、诊断提示

沙眼在发病初期自觉症状不明显，患眼也可有发痒和轻微异物感，伴流泪，晨起有少量分泌物。由于症状轻，易被人们所忽视。早期如不及时进行治疗，症状可逐渐加剧。急性期表现为眼结膜充血、磨痛、畏光流泪、不敢睁眼、分泌物增多。当将眼睑翻转后，可见到睑结膜表面粗糙不平，形似沙粒，即为乳头肥大和少量水疱样的滤泡增生。病情如果继续发展可出现角膜血管翳，从上向下发展呈垂帘状，这是沙眼特有的临床表现。此时，病人感觉视物模糊。

晚期（病情迁延不愈达一年以上）结膜开始出现瘢痕，并伴随出现持久不退的异物感和疼痛感。有时也会侵犯睑部泪腺，出现眼泪减少、结膜干燥、倒睫毛；慢性泪囊炎及角膜混浊等严重迸发症，视力极度下降也只能分辨明暗。

三、询问病情

对沙眼患者（或购药者）询问病情时，首先确认患者是谁、性别、年龄、职业、所处生活环境，然后可参考如下所述：

（1）您眼睛不适有多久了？

（2）您近期是否去过公共浴池、游泳池，与他人共用毛巾、脸盆等？

（3）您的眼睛是否有异物感、畏光流泪吗？

（4）您的眼结膜表面有无粗糙不平、形是沙粒样改变？

（5）您去医院眼科看过病吗？医生说您得的是什么病？（如果你是药品销售人员）

四、治疗

沙眼的防治应坚持以预防为主及群防群治、以局部用药为主的原则。

（一）一般治疗

培养良好的卫生习惯，流水洗脸，严格毛巾、脸盆等消毒制度。急性发作期忌酒、辛辣食物。

（二）药物治疗

应选择对沙眼衣原体有抑制或杀灭作用的药物。

1. 适用于慢性期沙眼病人的常用药物可参考以下几种：

（1）0.1%利福平滴眼液　滴眼，1~2滴/次，每日4~6次。本品因能抗菌和抑制沙眼衣原体，副作用相对较小而作为首选。或0.1%酞丁胺滴眼液　滴眼，1~2滴/次，每日4~6次。本品为非处方药物，能在沙眼包涵体未形成时阻止沙眼衣原体繁殖和包涵体形成。用于各类沙眼的治疗。但本品对轻度沙眼治疗效果优于利福平，而对重度沙眼治疗效果要弱于利福平。

（2）0.5%红霉素眼膏　涂眼，临睡前1次。本品是非处方药，能快速抑制细菌及对沙眼衣原体有抑制作用。作为外用药不良反应较小，是眼科常用药物。

以上方案疗程至少10~12周。也可用间歇疗法：用药3~5d，停药2~3周。一般需治疗4~6个月。治疗时间较长，患者需要耐心和坚持，沙眼是可以治好的。

2. 适用于急性期或严重沙眼病人的常用药物可参考以下几种：

（1）0.1%利福平滴眼液　滴眼，1~2滴/次，每日6~8次。或15%磺胺醋酰钠滴眼液（别名斑马滴眼液）滴眼，1~2滴/次，每日6~8次。本品为非处方药能抑制细菌生长繁殖，防治角膜感染。可用于治疗沙眼。

（2）0.5%红霉素眼膏　涂眼，临睡前1次。

五、建议

（1）患者洗脸用具保持清洁、干燥、经常消毒。

沙眼衣原体耐寒怕热，在-50℃以下尚能存活，而在70℃以上温度，或遇75%酒精等消毒液很快被杀灭。在干燥的环境中容易丧失感染力，紫外线和肥皂溶液对沙眼衣原体无杀灭作用。

（2）磺胺醋酰钠对眼睛有刺激性，但不影响疗效。

①偶见过敏反应，如结膜红肿、眼睑皮肤发痒、皮疹等。所以，对过敏体质特别是对磺胺过敏者禁用。

②磺胺药可引起新生儿黄疸，故临产妇女禁用。

③对碳酸酐酶抑制剂过敏者禁用。

(3) 酞丁胺对眼睛稍有刺激性，但不影响疗效，无特殊情况可继续使用。

(4) 沙眼治疗要彻底，一般需连续治疗3个月以上。症状消失不表明痊愈。

(5) 红霉素易产生耐药性，在大环内酯类抗生素之间也有部分交叉耐药性，停药数月，即可恢复其敏感性。

(6) 睑结膜乳头、滤泡增生严重者，可到医院行手术治疗。

★温馨提示

(1) 利福平滴眼液遇光易变质，水溶液易氧化损失效价。故应注意保存方法和有效期限。

(2) 酞丁胺滴眼液使用前要摇匀。

(3) 红霉素眼膏应置于阴凉、干燥处保存。

(4) 如在自我治疗过程中出现眼角膜混浊影响视力，应及时就医。

第十二章　咽喉部疾病

第一节　咽　炎

咽炎是指咽部黏膜因细菌或病毒感染发炎。常见致病菌为溶血性链球菌、肺炎双球菌等。常在因机体疲劳、受寒及烟酒过度等导致抵抗力低下时经飞沫或直接接触病原体而得病。有急、慢性之分。

一、急性咽炎

急性咽炎是咽黏膜、黏膜下组织的急性炎症，一般累及咽部淋巴组织。此种病可以单独发生，也常继发于急性鼻炎或急性扁桃体炎。常见于秋、冬季节以及冬春之交。

1．病因

（1）病毒感染　以柯萨奇病毒、腺病毒、副流感病毒为多见。鼻病毒以及流感病毒次之，通过空气飞沫和密切接触而感染。

（2）细菌感染　以链球菌、葡萄球菌以及肺炎链球菌为多见。

（3）环境因素　如高温、粉尘、烟雾、刺激性气体等均可引起本病。

2．诊断提示

（1）声嘶、喉鸣、咽部干痒、疼痛、干咳。重者发热、畏寒、疲倦、食欲不振。小儿可出现阵发性犬吠样咳嗽或呼吸困难。

（2）一般发病较急，全身症状一般较轻，但是因年龄、免疫力以及病毒、细菌毒力不同而程度不一，可有发热、头痛、食欲不振和四肢发麻等。如果没有并发症者，一般一周内可自行痊愈。可引起中耳炎、鼻窦炎及呼吸道的急性炎症。

（3）急性脓毒性咽炎可能并发急性肾炎、风湿热及败血症等。

（4）喉镜检查，喉黏膜弥漫性充血肿胀，有时声带闭合不全，小儿患者声门下呈梭形红肿。

3．治疗

（1）无全身症状或症状较轻者

①复方硼砂溶液漱口。

②各种含片如碘喉片、薄荷喉片、草珊瑚 含片、西瓜霜含片、华素片及溶菌酶含片等，可酌情选用。

③针对病因可用抗病毒药如吗啉双胍、金刚烷胺、干扰素等。

（2）全身症状较重且伴有高热

①应卧床休息，多饮水及进流质饮食。

②遵医嘱用抗病毒药可静脉注射，同时应用抗生素或磺胺类药物。

4. 用药指导

（1）青霉素　80万U（皮试阴性），肌内注射，每日2次，5～7h。

（2）阿莫西林0.5g，口服，每日3次，5～7d。

（3）头孢拉定0.5g，口服，每日3次，5～7d；利巴韦林0.2g，口服，每日3次，5～7h；碘含片，含服，每4h1次/，5～7d。

5. 建议

（1）增强体质，预防感冒。

（2）及时合理的治疗急性鼻炎及呼吸道疾患。

（3）禁烟酒、不吃辛辣食物，保持口腔清洁。

（4）避免粉尘、烟雾、刺激性气体。

二、慢性咽炎

慢性咽炎是咽部黏膜、黏膜下及淋巴组织的弥漫性炎症，常为下呼吸道慢性炎症的一部分，发病常见于成年人，病程长，症状顽固，治愈率不高。

1. 病因

（1）局部因素

①急性咽炎反复发作导致。

②各种鼻炎及呼吸道慢性炎症，长期张口呼吸及炎性分泌物反复刺激咽部，或受慢性扁桃体炎、牙周炎的影响。

③吸烟酗酒过度、粉尘、有害气体的刺激及辛辣食物等都可引起本病。

（2）全身因素

如贫血、消化不良、下呼吸道慢性炎症、心血管疾病、内分泌功能紊乱、维生素缺乏及免疫功能低下等。

2. 诊断提示

（1）有急性咽炎反复发作史。

（2）有咽部不适、异物、发痒、灼热、干燥和堵塞等感觉，有刺激性咳嗽，咽反射敏感。

（3）临床分型和检查

①慢性单纯性咽炎　咽黏膜呈暗红色，小血管扩张，咽后壁可见散在淋巴滤泡，有时附有少量黏液。

②慢性肥厚性咽炎　咽黏膜增厚，色暗红，咽后壁淋巴滤泡增生，呈颗粒状突起或互相融合成斑。咽侧索增厚，腭弓及软腭边缘肥厚。

③萎缩性咽炎　咽黏膜干燥，变薄和发亮，有粘稠分泌物和痂皮附着，常为萎缩性鼻炎向下蔓延所致。

3. 治疗

（1）一般治疗

坚持户外运动，戒烟酒等不良嗜好，保持室内空气清新，积极治疗鼻炎、气管炎等呼吸道慢性炎症及其他全身性疾病。

（2）药物治疗

①经常用复方硼砂溶液、呋喃溶液、2%硼酸液漱口。

②含服碘喉片、薄荷喉片等。

③可用药物硝酸银冷冻或电凝固治疗。

④用2% 碘甘油涂抹咽部，可改善局部血液循环，促进腺体的分泌。

4. 用药指导

（1）金嗓清音丸　10g，每日2次，14～21d。

（2）金嗓利咽丸　10g，每日2次，14～21d。

（3）六神丸3g，　每日2次，14～21d。

（4）薄荷含片 含服，每小时1次，14～21d。

（5）银黄含片 含服，每小时1次，14～21d。

孕妇禁用六神丸、金嗓利咽丸、金嗓清音丸；六神丸过量可引起中毒。

5. 建议

（1）注意劳逸结合，防止受冷，急性期应卧床休息。

（2）经常接触粉尘或化学气体者，应戴口罩、面罩等防护措施。

（3）平时多饮淡盐开水，吃易消化的食物，保持通畅。

（4）避免烟、酒、辛辣、过冷、过烫刺激食物。

（5）注意口腔卫生，养成饭后漱口的习惯，使病菌不易生长。

（6）冬苋菜、蜂蜜、番茄、杨桃、柠檬、青果、海带、萝卜、芝麻、生梨、荸荠、白茅根、甘蔗等食品，具有清热退火，润养肺肾阴液的作用，可适量选食。

（7）保持室内空气流通。

（8）不要长时间讲话，更忌声嘶力竭地喊叫。

第二节　喉　炎

由于感染、发声不当、变态反应和各种理化刺激等原因引起喉部的炎症。喉炎时发声嘶哑，严重时可导致呼吸困难，需要紧急抢救。由于病因复杂，临床表现各异，可将喉炎分为急性喉炎和慢性喉炎。

一、急性喉炎

1. 病因

（1）机体抵抗力降低　伤风感冒后，全身抵抗力降低，可诱发急性喉炎。开始多为不病毒感染，以后细菌乘虚而入（其中以肺炎双球菌、流感杆菌、溶血性链球菌等多见）。

（2）职业因素　演员、教员、售货员等过度用嗓；厂矿工作人员吸入过多生产性粉尘或有害气体（如氯、氨、溴、碘、硝酸、硫酸、农药等）。

（3）急性传染病　本病也常和麻疹、百日咳、流感、猩红热等急性传染病合并发生。

（4）外伤　喉部异物刺激，检查器械的损伤（如直达喉镜、气管镜检查时碰伤）。

2. 诊断提示

（1）声嘶、喉鸣、喉部干痒、疼痛、干咳。重者发热、畏寒、疲倦、食欲不振。小儿可出现阵发性犬吠样咳嗽或呼吸困难。

（2）喉镜检查，喉黏膜弥漫性充血、肿胀，有时声带闭合不全，小儿患者声门下呈梭形红肿。如不及时治疗可发生喉梗塞而有生命危险。

3. 治疗

（1）一般治疗　尽量少讲话，使声带休息，切忌大声喊叫，多饮水，忌饮酒，低声少语。

（2）药物治疗　根据病情轻重，合理的使用抗生素及糖皮质激素。

4. 用药指导

（1）青霉素400万U（皮试阴性），生理盐水250ml，静脉滴注，每日2次，4～6d。

（2）头孢拉定2g（皮试阴性），生理盐水250ml，静脉滴注，每日2次，4～6d。

（3）头孢呋辛1.5g（皮试阴性），生理盐水250ml，静脉滴注，每日2次，4～6d。

（4）若同时用超声雾化吸入治疗本病，效果更好、更快。可用庆大霉素8万U合地塞米松2mg加入20～50ml生理盐水，每天1次，雾化吸入，可迅速改善声嘶症状，缩短病程。

胃溃疡或者活动性结核病患者禁用地塞米松。

（5）中药治疗

黄氏响声丸［用法用量］糖衣丸。一次20丸，一日3次，饭后服用，忌烟酒、辛辣食物。

桂林西瓜霜［用法用量］口腔、咽喉疾病患：将本品挤压2～3次喷于患处，一日数次，重症吞服1～2g。孕妇、哺乳期妇女及皮肤破溃处禁用，本品不宜过量、长期服用。

六神丸［用法用量］一次10粒，一日1～2次，含化或开水送服，微水丸，孕妇忌服，忌烟酒、辛辣食物。

5. 建议

（1）平时加强户外活动，多见阳光，增强体质，提高抗病能力。

（2）注意气候变化，及时增减衣服，避免感寒受热。

（3）在感冒流行期间，尽量减少外出，以防传染。

（4）生活要有规律，饮食有节，起居有常，夜卧早起，避免着凉。在睡眠时，避免吹对流风。

（5）保持口腔卫生，养成晨起、饭后和睡前刷牙漱口的习惯。

（6）适当多吃梨、生萝卜、话梅等水果、干果，以增强咽喉的保养作用。

（7）小儿喉炎，由于病情急重，在积极治疗的同时，必需做好护理工作。

①使患儿注意休息，尽量减少活动以减低氧的消耗。

②保持室内空气新鲜，温度应在18～20℃，湿度应保持在60%～70%左右。

③进流质或半流质易消化食物，给患儿多饮水，必要时输液。

二、慢性喉炎

1. 病因

慢性喉炎是常见喉部炎症，病因复杂，目前还不十分明了，可能与下列因素有关：

（1）发声不当或用声过度或骤然大声喊叫。

（2）急性喉炎反复发作或失治误治而致。

（3）吸入有害的工业气体、化学粉尘或吸烟过度。

（4）鼻、咽部、鼻窦的感染病灶长期对咽部的慢性刺激。

（5）下呼吸道感染的脓性分泌物与咽的长期接触也可引发慢性喉炎。

2. 诊断提示

（1）声音嘶哑是主要症状，初为间歇性后呈持续性，声音粗糙低沉，晨起和多讲话加重，休息后或禁声后声音嘶哑减轻，一般病史较长。

（2）喉部分泌物增多，常有痰粘附，咳出粘稠分泌物。

（3）喉部干燥，说话时感喉部疼痛。

（4）间接喉镜检查可见声带和喉黏膜弥漫性充血红肿，肥厚或萎缩；声带表面可见分泌物滞留；边缘不平整，双侧声带闭合时不能贴近中线。

3. 治疗

对于慢性喉炎的治疗，根据病情，可选用下列方式进行。

（1）一般治疗

①祛除刺激因素，戒除烟酒，注意休息，纠正不正确发声方法，禁止高声喊叫，积极治疗鼻、咽、呼吸道的感染。

②注意饮食清淡

（2）药物治疗

根据病情轻重，合理的使用抗生素及糖皮质激素。

4. 用药指导

（1）地塞米松 1.5mg，口服，每日 3 次，连用 3d。

（2）地塞米松 0.75mg，口服，每日 3 次，连用 3d；金嗓开音丸 10g，口服，每日 2 次，14～21d。

（3）黄氏响声丸 10g，口服，每日 2 次，14～21d；薄荷喉片，口含，每 4h1 次，14～21d 或四季润喉片，口含，每 4h1 次，14～21d。

（4）可用庆大霉素注射剂 4 万～8 万 U 和地塞米松 5mg，放入雾化器中，进行雾化吸入。每日 1 次，4～6 次一个疗程。

腹泻者禁用黄氏响声丸；胃溃疡或者活动性结核病患者禁用地塞米松。

5. 建议

（1）加强教育，在急性期应及时选用抗病毒，抗菌药物治疗，勿使转为慢性。在慢性期抗菌药物一般是不需要的，不要听到“炎”字就一定要用抗生素。

（2）治疗鼻，口腔，下呼吸道疾病，包括病牙。

（3）勿饮烈性酒和吸烟，饮食时避免辛辣，酸等强烈调味品。

（4）改善工作生活环境，结合生产设备的改造，减少粉尘，有害气体的刺激。

（5）生活起居有常，劳逸结合。及时治疗各种慢性疾病，保持每天通便，清晨用淡盐水漱口或少量饮用（高血压，肾病者勿饮盐开水）。

（6）适当控制用声，用声不当，用声过度，长期持续演讲和演唱对咽喉炎治疗不利。

第三节 扁桃体炎

扁桃体炎一般是指腭扁桃体的非特异性炎症，提出临床上分为急性和培养慢性两种，诊断主要症状是咽痛、发热及咽部不适感等。此病可引起耳、鼻以及心、肾、关节等局部或全身的并发症，故应予重视。

一、急性扁桃体炎

急性扁桃体炎大多在机体抵抗力降低时感染细菌或病毒所致，起病急，以咽痛为主要症状，伴有畏寒、发热、头痛等症状，是儿童和青少年的常见病，在春秋两季气温变化时最容易发病。

1. 病因

扁桃体炎的致病原以溶血性链球菌为主，其他如葡萄球菌、肺炎球菌、流感杆菌以及病毒等也可引起。病原体特别通过飞沫儿直接接触等途径传入。平时隐藏在扁桃体隐窝内，当人体因劳累、受凉或其他原因而致抵抗力减弱时，病原体迅速繁殖而引起发病。炎症自隐窝开始医药，再遍及整个扁桃体。

2. 诊断提示

（1）突发性高热、咽痛。幼儿可因高热而抽搐、呕吐或昏睡。

（2）扁桃体红肿、隐窝口有黄色分泌物，甚至假膜。

（3）颌下淋巴结肿大、压痛，血象白细胞总数及中性粒细胞计数增多。

（4）扁桃体有白膜者应做涂片及培养，与咽白喉及其他急性传染病鉴别。

（5）急性扁桃体炎有传染性，潜伏期约 3～4d 春秋两季发病率较高，提出青年期发病较多，少年儿童次之 50 岁以后很少，症状轻重不一。

（6）由病毒引起者，局部及全身症状皆较轻，扁桃体充血表面无渗出物。由细菌所致者症状较重，起病较急。每天

3. 治疗

（1）一般治疗

急性扁桃体炎具有传染性应适当隔离。应注意卧床休息通大便多饮水进流质流食并给适量退热止痛药漱口药水等多数患者可在 1 周左右恢复

（2）药物治疗

因本病多为链球菌感染可使用抗生素或磺胺药。应首选青霉素。根据病情轻重，决定给药途径，如果治疗 2～3d 后病情无好转，而且高热不退，须分析其原因，改用其他抗生素，或酌情使用糖皮质激素。

青霉素 80 万 U 肌内注射（皮试阴性），每日 2 次，5～7d；

青霉素 400 万 U（皮试阴性），生理盐水 250ml，静脉滴注，每日 2 次，5 ~ 7d。

局部治疗常用复方硼砂溶液、口泰或 1：5000 呋喃西林液漱口。

中药治疗

牛黄上清丸［用法用量］口服。蜜丸，一次 1 丸，一日 2 次。孕妇忌服。大便溏薄者忌服。

清咽丸［用法用量］口服。蜜丸，一次 1 丸，一日 2 ~ 3 次。孕妇忌服。

银黄颗粒［用法用量］口服。一次 1 袋，一日 3 次，开水冲服。

六神丸［用法用量］一次 10 粒，一日 1 ~ 2 次，含化或开水送服，微水丸，孕妇忌服，忌烟酒、辛辣食物。

4. 建议

搞好环境卫生室内应光线充足，空气流通；保持适宜的温度和湿度。对急性扁桃体炎的患者应进行隔离以免传播病原。应做到如下：

（1）注意休息，多饮水，通大便进流食或软食。

（2）咽痛明显时要注意尽早输液治疗。以免感染扩散。

（3）反复发作时或伴有相应症状时可以在急性发作时进行心电图及小便或抗 O 的检查，以排除并发肾炎，心肌炎、关节炎等的可能。

（4）反复发作或伴有扁桃体周围脓肿、周围炎的病人要最好在炎症消退后手术治疗。

（5）要注意与会厌炎相区别，不要因为咽喉疼痛就认为是急性扁桃体炎，会厌炎是可以引起短时间呼吸困难而引起死亡的疾病决不能轻视。因此如有呼吸不好，应即可到医院就诊。

（6）急性扁桃体炎症控制 2 周后手术为宜。

二、慢性扁桃体炎

1. 病因

（1）链球菌和葡萄球菌感染引起本病。

（2）急性扁桃体炎反复发作演变而来。

（3）猩红热、白喉、流感、鼻腔及鼻窦感染也可引起本病。

2. 诊断提示

（1）扁桃体有反复急性发炎的病史。

（2）反复发热、咽痛、易感冒，有时有咽干、发痒、刺激性咳嗽、口臭。

（3）扁桃体表面不平，可见条索状瘢痕组织，黏膜下有黄白色小点，陷窝口可见脓栓，或用压舌板挤压舌腭弓时，有脓样或干酪样物自隐窝内流出。

（4）舌腭弓呈带状慢性充血，且与扁桃体有粘连。

（5）下颌角淋巴结肿大。

（6）排除其他原因的下颌角淋巴结肿大。

（7）小儿扁桃体过度肥大，常有呼吸不畅、鼾声、语言含糊及进食缓慢等症状。

（8）由于经常咽下炎性分泌物，刺激胃肠道或隐窝内细菌，毒素被吸收引起全身反应，导致消化不良、食欲不振、倦怠无力、易疲乏、消瘦、头痛、低热等症状。

3. 治疗

(1) 一般治疗　加强体育锻炼，增强体质和抗病能力。

(2) 药物治疗　本病治疗根据病情的轻重可以合理的使用一些抗生素，但不应仅局限于抗生素药物或手术，也应该结合免疫疗法或抗变应性措施。

(3) 手术治疗　施行扁桃体切除术，将扁桃体连同被膜一并切除，是治疗慢性扁桃体炎的主要有效治疗方法，手术有扁桃体挤切法.

4. 用药指导

(1) 阿莫西林 0.5g，口服，每日 3 次，7～10d。

(2) 头孢拉定 0.5g，口服，每日 3 次，7～10d，外加冬凌草片 10g，口服，每日 2 次，14～21d。

(3) 还有免疫疗法或抗变应治疗以及各种增强免疫力的药物，如：注射胎盘球蛋白、转移因子等。

5. 建议

(1) 慢性扁桃体炎的病人应养成良好的生活习惯，保证充足的睡眠时间，随天气变化及时增减衣服，去除室内潮湿的空气，都是重要的。对于患病儿童，应养成不挑食、不过食的良好习惯。

(2) 坚持锻炼身体，提高机体抵抗疾病的能力，不过度操劳，若劳累后应及时调整休息。戒除烟酒，是预防慢性扁桃体炎的重要一点。

(3) 患扁桃体急性炎症应彻底治愈，以免为以后埋下隐患。

第十三章　皮肤病

皮肤是人体的一个重要组成部分，是人体最大的组织和器官，担负着许多重要的功能。皮肤是人体的第一道（也是最重要的一道）防线，如果皮肤的结构和功能受到破坏，不但反应在皮肤上，也直接影响到人体的整个健康水平。皮肤病是皮肤（包括毛发和甲）受到内外因素的影响后，其形态、结构和功能均发生变化，产生病理过程，并相应的产生各种临床表现。皮肤病的发病率很高，多比较轻，常不影响健康，但少数较重，甚至可以危及生命。

第一节　湿　　疹

湿疹是由多种内、外因素所引起的一种具有明显的渗出倾向的常见的表皮炎症。湿疹这个名称是按临床形态特点来命名的。常因病因不易询查而常反复发作。

一、病因

本病的病因比较复杂，往往是体内外多种因素相互作用所引起的迟发型变态反应。湿疹患者大多数找不到确切的病因，以下所述发病原因也常作为一种诱发因素。

1. 过敏体质因素

过敏体质是发病的重要诱因，过敏体质受遗传的影响。这种遗传素质不是一成不变的，在后天生活过程中，可随年龄和外界的变异而改变。具有这种过敏体质的患者不仅自己容易发生湿疹和其他过敏性疾病，而且家族中也常有过敏病史。过敏体质也可以说是引起湿疹发病的内在原因。

2. 过敏原因素

过敏原因素是湿疹发病的又一重要诱因。常见的过敏原有：

（1）食物　对鱼、虾、蟹、牛羊肉、鸡蛋、乳品等蛋白质发生过敏，

（2）吸入物　如花粉、尘螨、动物皮屑、毛、羽绒等。

（3）体内炎症感染　如扁桃体炎、慢性胆囊炎、副鼻窦炎、或真菌、病毒感染。

（4）内分泌失调及代谢障碍

（5）肠寄生虫病等也可诱发本病。

（6）各种理化因素　如日光、寒冷、湿热、气候变化及对化妆品、染料、塑料、油漆、药物、橡胶、化工原料、丝毛织品等的接触以及皮肤表面细菌的感染等，

3. 神经精神因素

神经精神因素对湿疹的发病起着重要的推动作用，常使湿疹病情加重。如忧虑、紧张、情绪激烈波动、失过度疲劳等等不良内因。

以上所述并不是在每个人身上都能诱发湿疹，如去除某些因素后，湿疹也不一定能很快好转，这说明湿疹的病因是复杂的。在湿疹的发病过程中对各种刺激物的敏感性可不断增强或减弱。有些患者经过适当的治疗或改变环境以及加强锻炼后，可使机体的敏感性逐渐降低，当再次接受以往诱发湿疹的各种刺激后，可不再出现症状。相反，在湿疹的急性期，原来不过敏的因素，此时也能使湿疹加重。

二、诊断提示

根据湿疹的发病过程大致可将湿疹分为急性、慢性二期。

湿疹可发生在身体任何部位，最常见是头、面、耳后、乳房、四肢远端及阴部等处，急性湿疹呈对称性、弥漫性、多形性。常表现为红斑、丘疹、疱疹、糜烂、渗液、和结痂等，边界不清，炎症反应明显。同时伴有剧烈瘙痒、灼痛，常因搔抓或热水洗烫造成糜烂面扩大或发生继发性感染而出现脓疱，使炎症进一步向周围扩散。如果处理得当，炎症减轻，出现脱屑，皮疹可在 2～3 周内消退，如处理不当，病程延长，易发展成慢性湿疹。慢性湿疹通常局限于某一部位，常由于急性湿疹反复发作，经久不愈导致皮肤浸润、增厚、色素沉着、边界较清楚。慢性湿疹病程可迁延数月或数年，甚至数十年不等，愈后易复发。

三、询问病情

对湿疹患者（或购药者）询问病情时，首先要确认患者（或购药者）是谁、性别、年龄、职业、生活环境后可参考如下所述：

（1）您有过敏史吗？家族中有无过敏史者？

（2）您服用过哪些药物或吃某些食物及接触某些物质也曾发生过敏吗？

（3）您皮肤不适有多长时间了？是否反复发作？

（4）您的皮肤病变部位是否出现密集的点状红斑及粟粒大小的丘疹或丘疱疹？

（5）您的皮肤病变部位是否有瘙痒及灼热感？

（瘙痒的程度依病情轻重、病变部位及患者的耐受性而有不同。发生在外阴及肛门部的湿疹，常较其他部位的瘙痒更为剧烈。）

（6）您的皮肤病变部位在何处？

不同部位的湿疹各有特点：如①手湿疹易受气候的影响，冬重夏轻，易因过多水洗受肥皂或洗涤剂的影响而恶化；②耳廓及外耳道湿疹痒感较剧，易因搔抓而加重或伴发真菌感染；③乳房湿疹可见于哺乳妇女，乳头及乳晕部有丘疱疹、糜烂、渗出及性皲裂等表现，有痒感及疼痛，多对称，停止喂奶后易痊愈；④外阴及阴囊湿疹瘙痒剧烈，常因过度搔抓，热水洗浴而呈急性肿胀或糜烂；⑤小腿湿疹，多见于男性，可为下肢静脉循环障碍所诱发，皮疹好发于小腿下 1/3 部位；⑥干燥性湿疹或无皮脂性湿疹主要由于气候干燥，皮肤水分脱失，皮脂分泌减少所致，可发生在身体的任何部位，但以四肢较多见。特别是老年人或冬季洗澡过勤，使用肥皂过多者。

（7）您发生皮炎后看过医生吗？医生说您是哪一类的皮炎？（如果你是药品销售人员）

四、治疗

对于本病的治疗要遵守的原则是，消除一切可能的病因，及时治疗。

（一）一般治疗

积极寻找可能的病因，避免接触可疑的致敏因素。排除慢性病灶及内脏器官疾病。避免各种外界刺激，如热水洗烫，过度搔抓等。避免接触易致敏和食入刺激性的食物，如鱼、虾、浓茶、酒类等。要做好卫生宣传，让患者了解湿疹的发病原因、症状和预防方法，向患者详细说明防护中应注意的事项和指导合理用药，取得患者的密切配合，树立患者的治疗信心，是防治湿疹的重要措施。

（二）药物治疗

1. 局部治疗

在局部治疗用药时必须结合患者的具体情况，如病程阶段（急性期、亚急性期、慢性期）、面积大小、患病部位、患病的年龄（如成人、小儿）、局部有无感染等，选择适当的剂型和药物。以下治疗仅作参考：

（1）对红肿较明显，渗出液较多或有糜烂时，常用3%～4%硼酸溶液或5%醋酸铝溶液作患部湿敷，有继发感染时，用0.5%新霉素溶液。

硼酸、醋酸为消毒防腐剂，有杀菌、止痒等作用，是皮肤科常用药。新霉素是氨基苷类广谱抗生素，由于本品毒性较大，只用作口服和外用。外用于皮肤、黏膜细菌感染等。

（2）对出现红斑、丘疹或水疱而无渗出者，可使用炉甘石洗剂。糜烂面或渗出液很少时，用3%～5%糠馏油糊剂或3%～5%硫黄煤焦油糊剂，如伴有炎症，可在糊剂中加入0.5%新霉素。

炉甘石洗剂为不纯的碱性碳酸锌及氧化锌的混合物，并渗有少量氧化铁，性能类似氧化锌，有防腐、收敛、止痒的作用。外部涂敷治疗皮炎、湿疹、局部瘙痒等。糠馏油和煤焦油都具有促进角质新生、角质松解、防腐、收敛、止痒、抗菌、消炎等作用，用于慢性皮炎、湿疹等。

（3）对于慢性湿疹皮肤浸润增厚的，可用5%糠馏油软膏或5%硫黄煤焦油软膏外搽。皮疹范围较小又无渗液时，可用地塞米松霜外搽，每日2次。

2. 内服药治疗

常用抗组胺药止痒治疗。

（1）苯茚胺（抗敏胺） 口服每次25～50mg，每日2～3次。本品为抗组胺药，对各种过敏性疾病都有治疗作用。作用缓和，无嗜睡不良反应，服后不影响正常工作。其他不良反应如有口干、失眠、食欲不振、恶心，有的可出现尿潴留和胃肠不适等，停药后可消失。

（2）赛庚啶 口服每次4～8mg，每日2～3次。本品抗过敏作用较强，对过敏反应的各种症状特别是止痒作用优于其他抗组胺药。但本药有嗜睡、口干、头晕、恶心、等不良反应，过量服用还会发生精神错乱和共济失调。

3. 中药治疗

防风通圣丸［用法用量］口服。水丸，一次6g 一日2次。孕妇慎用，忌食鱼虾海鲜

类食物

湿毒清胶囊［用法用量］口服。一次3～4粒，一日3次。孕妇禁用，忌辛辣、刺激性食物。

当归苦参丸［用法用量］口服。蜜丸，一日2次，一次1丸。

皮肤康洗液［用法用量］外用。急性湿疹：一次适量，外涂皮疹处，有糜烂面者可稀释5倍后湿敷，一日2次。对乙醇过敏者禁用，皮肤干燥者不宜使用。

二妙丸［用法用量］口服。一次6～9g，一日2次。

五、建议

（1）在识别湿疹时，应注意与以下皮肤病相区别，以便能准确用药。

① 接触性皮炎 本病皮损常仅限于接触部位，皮损的形状与接触物相似，皮疹常表现为水肿、水疱、边缘较清楚，有明显的接触史，故去除病因后很快痊愈。

② 牛皮癣 本病易与慢性湿疹相混淆，但好发部位常在颈项，无潮红、水疱、湿润、糜烂等，日久皮肤粗糙、肥厚，有白色鳞屑，往往伴色素减退。

（2）保持室内清洁，远离过敏原。

（3）对一些特殊类型的湿疹，如钱币状湿疹、传染性湿疹样皮炎、裂纹性湿疹及婴儿湿疹应请专科医师诊治，并注意鉴别诊断。

（4）急性湿疹易治愈，但慢性湿疹控制较难，病程迁延，应努力寻找致敏原因。

（5）在用药前请仔细阅读药品使用说明书并按说明使用或在药师指导购买和使用。

（6）外耳道湿疹在使用皮质类固醇激素软膏治疗时可加重感染。

*温馨提示

（1）硼酸吸收能引起中毒，发生恶心、呕吐、腹泻，重者可致循环衰竭、休克甚至死亡，故不宜用本品浴洗乳母奶头，也不宜用于大面积创面。

（2）煤焦油在焦油类中作用较强，但色黑有异臭，有光敏性及致癌等缺点，故不宜长期使用。

（3）在治疗过程中，要忌食辛辣有刺激性食物，以及鱼、虾等易造成过敏的食品；颜面部忌用肥皂水洗，忌用化妆品

（4）在湿疹急性期要暂缓各种预防注射。

（5）由于湿疹患者易发生药物过敏，因此选择任何一种新药都必须从低浓度开始，逐渐加大药物浓度，在使用药物过程中密切观察皮疹变化和用药后的反应。

（6）一种药物治疗有效时，还要频繁地更换药物品种和剂量。

（7）小腿湿疹，可为下肢静脉循环障碍所诱发，应避免过度负重、长久站立。

第二节 荨麻疹

荨麻疹俗称“风疹块”是由于皮肤粘膜的小血管扩张，血浆渗出形成的局部水肿。是一种临床常见的皮肤病。荨麻疹本身既是独立的疾病，又是许多疾病的症状之一。由于病因较复杂，患者常不能认定致敏原因，导致有些不易查明。

一、病因

荨麻疹由于病因复杂，尤其是慢性荨麻疹不易找到病因。除和各种致敏原有关外，与个人的敏感性素质及遗传等因素也有密切的关系，常见原因如下：

1. 药物

许多药物均可引起荨麻疹，主要有两类，一类是抗原性质的药物，常见的有青霉素、痢特灵、血清制品、生物制品（如疫苗）、磺胺类药物等。另一类药物是组胺释放物如吗啡、阿托品、阿司匹林、可待因、奎宁、肼苯达嗪等。

2. 食物

因食物过敏引起的荨麻疹是临床常见原因，所谓“蛋白胨性荨麻疹”，大多是由食物，特别是鱼、虾、蟹、蛋、牛奶、肉类等动物性蛋白质引起，尤其是在一次大量进食蛋白质饮食和酗酒后，易发生蛋白胨性荨麻疹。其次某些植物食品也可致敏，如草莓、可可、番茄、大蒜等。

3. 感染

感染也是引起荨麻疹的主要原因，感染的种类包括细菌、病毒、真菌、原虫、寄生虫等。

4. 吸入物

如花粉、动物皮屑、羽毛、灰尘、某些气体及真菌孢子等。

5. 昆虫叮咬

如虱、跳蚤叮咬皮肤及黄蜂、蜜蜂、毛虫的毒刺刺入皮肤引起。

6. 物理及化学因素

如冷、热、日光和机械刺激，摩擦压迫和某些化学物质的刺激引起变态反应或非变态反应性荨麻疹。

7. 内分泌和代谢障碍及胃肠功能失调时也可诱发荨麻疹，尤其是慢性荨麻疹。

8. 内脏疾病

如红斑狼疮、淋巴瘤及某些肿瘤、风湿热等也可能为荨麻疹的病因。

9. 遗传因素

如家族性寒冷性荨麻疹，遗传性家族性荨麻疹综合征和遗传因素有关。

10. 精神因素

精神紧张、感情冲动可引起乙酰胆碱释放，增强血管通透性而发生荨麻疹。

二、诊断提示

常突然发病，先感觉皮肤瘙痒，很快出现大小不等、形态不一、鲜红色或苍白色风团，散在性分布也可融合成片，风团可局限也可泛发全身，风团持续时间短者几分钟，长则数小时后消退不留痕迹，很少有超过24h不退者。但容易复发，一批消退后，另一批又起，此起彼落。消化道发生荨麻疹时，可出现恶心、呕吐、腹痛、腹泻。喉头及支气管若发生荨麻疹时可出现喉头水肿，出现胸闷、气急、呼吸困难甚至窒息。症状在数日至2～3周内消退者称急性荨麻疹；若反复发作，病程长达1～2月，多数找不到原因、顽固难治者称为慢性荨麻疹。

此外，临床还有一些特殊类型的荨麻疹见表 13 – 1

表 13 – 1 特殊类型的荨麻疹

名 称	临床表现
皮肤划痕症	（人工荨麻疹）手抓或钝器划其皮肤后，该处出现暂时性红色条状隆起（图 3 血管性水肿（巨大荨麻疹）发生在眼睑、口唇、包皮、外阴等组织松弛部位，突然发生的局限性肿胀，边缘不清，持续 1 ~ 2d 自行消退，常反复发作。
压迫性荨麻疹	皮肤受压 4 ~ 5h 后，局部发生肿胀，8 ~ 12h 后消失，发生在臀部、腰部、足背等受压部位。
寒冷性荨麻疹	分家族性和获得性两型，前者少见，为常染色体显性遗传，从婴儿开始持续终生。后者开始于儿童或成人，在气温骤降或接触冷水冷风时，在皮肤露出部出现风团，持续半小时至 3 ~ 4h，多见于女性青年。
日光性荨麻疹	暴晒日光或紫外线后，在照光部位出现风团，并有瘙痒和针刺感。
胆碱性荨麻疹	即小丘疹状荨麻疹，自觉剧痒。有时仅有剧痒而无皮疹。偶伴发乙酰胆碱的全身反应，如流涎、头痛、脉缓瞳孔缩小等

三、询问病情

根据荨麻疹的临床表现，向患者（购药者）提出如下询问：

（1）您是否是过敏体质，过去服药后出现过过敏现象吗？（因过敏体质有可能对很多药物有过敏反应）

（2）您平时吃鱼、虾、蟹等也出现这种现象吗？

（3）查看一下您皮肤上有无凸起的或肿胀的疹块或斑块？

（4）您全身是否有剧烈的瘙痒？

（5）您发现皮疹有多长时间了？是否反复出现？

四、治疗

1. 一般治疗

避免搔抓、烫洗。多吃富含维生素的清淡饮食。避免进食易致敏的异体蛋白，如鱼、虾蟹等。

2. 药物治疗

（1）内服药治疗

急性荨麻疹如果是病情急、皮疹广泛者，可立即皮下注射 0.1% 肾上腺素 0.3 ~ 0.5ml，然后内服或注射抗组胺制剂数日，一般可选用苯茚胺（抗敏胺）、马来酸氯苯那敏（扑尔敏）、盐酸赛庚啶、去氯羟嗪、特非那定等，并同时给予钙剂、维生素类药物。必要时给予糖皮质类固醇激素。如有腹痛者可给予解痉药物，如山莨菪碱、阿托品、丙胺太林等。

对于慢性荨麻疹，应积极寻找发病因素。除对少数由自身免疫原因引起的慢性荨麻疹外，一般不宜使用糖皮质激素。以抗组胺药物为主。可根据风团发生的时间决定给药的时间。如晨起风团较多，则临睡前应给予稍大剂量；临睡时多，则晚饭后给予稍大剂量。风团控制后可持续服药月余，并逐渐减量。

（2）局部给药

局部治疗以止痒为目的。常外涂炉甘石洗剂或苯佐卡因或达克罗宁软膏等。苯佐卡因和达克罗宁软膏均属于非处方药物，都是局部麻醉药对皮肤创面都有止痛、止痒等作用。

（3）中药治疗

连翘败毒丸［用法用量］大蜜丸。口服，一日2次，一次1丸。孕妇忌服

荆防败毒丸［用法用量］大蜜丸。口服，一日2次，一次1丸。孕妇忌服

五、建议

（1）注意个人和环境卫生，避免接触过敏原。这是防治荨麻疹的主要措施。

（2）避免搔抓和洗热水澡，以免产生强烈瘙痒，加重病情。洗温水澡有助于缓解瘙痒。

（3）穿棉质内衣、衣服宽松、皮带不要系得太紧。

（4）服用维生素和矿物质补剂，特别是维生素C和维生素E。

（5）用药前请仔细阅读药品使用说明或在药师指导下购买和使用药品。

（6）出现全身瘙痒难忍、反复出现荨麻疹或大面积皮疹、有发热、头部明显肿胀等情况，要及时到医院就诊，以免延误病情。

★温馨提示

（1）可利用食品治疗较轻度荨麻疹，（以下方法仅供参考）：

①将鲜韭菜切碎压出汁后外涂，每日2次，连续涂一周。一次可多压汁，用容器存于冰箱内可使用数日。

②小白菜500克左右，洗净泥沙，甩干水分，每次抓3～5颗在患处搓揉，清凉、止痒。每日早晚各一次。

③2份食醋加1份白酒混匀后换洗患处，几分钟内症状即可减轻，连擦几次即愈。

（2）在应用抗组胺药治疗本病时，应注意目前市面上出售的这类药的复方合剂较多，应用前应在药师指导下选购，以免重复用药。

（3）应用抗组胺药物，由于易出现乏力、精神不振、嗜睡等不良反应。因此，高空作业人员、驾驶人员应妥善安排好工作，以免发生意外事故。

（4）急性荨麻疹，大约有90%的病人在2～3周后症状消失。不再复发；慢性湿疹，多数在5年内症状减轻，约20%病人病程可长达20年以上。

第三节 真菌性皮肤病

真菌性皮肤病是由真菌引起，又称皮肤癣菌病。引起癣的真菌称为皮肤癣菌。在我国90%以上的真菌性皮肤病为皮肤癣菌病。由于皮肤癣菌可侵犯表皮的角质层、毛发和甲板，故在临床上将皮肤癣菌病分为头癣、体癣、股癣、手足癣、甲癣和花斑癣。头癣在我国已被基本消灭，但体癣、股癣、手足癣等仍在继续蔓延，尤其是体癣、股癣和手足癣是

我国当前皮肤病防治的重点。本文也将重点讲述体癣和手足癣的防治。

一、体癣和股癣

体癣和股癣是由致病性真菌（皮肤癣菌）寄生在人体的平滑皮肤上及侵犯腹股沟内侧皮肤所致的浅部真菌病。阴冷、潮湿的环境及不注意皮肤卫生时易发病。

（一）病因

真菌是体癣的主要致病菌，由于真菌在自然界中特别是潮湿温暖的环境中非常容易生存和繁殖，自身感染或家养宠物感染后都可传染人体，导致皮癣的真菌有多种，如红色毛癣菌、石膏样毛癣菌、絮状表皮癣菌、紫色毛癣菌等常见病原菌。该病主要通过直接接触患者、患癣家畜如狗、猫，或间接接触被患者污染的衣物而引起；也可由自身感染（先患有手、足、甲癣等）而发生；长期应用糖皮质激素，或发生糖尿病、慢性消耗性疾病者，也易发生体癣或股癣。当然，气候温暖、环境潮湿，更有利于本病的发生。一般来说，病情在夏季往往发作或加重，冬季减轻或消退。

（二）诊断提示

1. 体癣

（1）多见于青壮年男性，好发于面部、躯干、四肢近端。

（2）皮疹可为丘疹、水疱或丘疱疹。

（3）皮损开始较小，渐由中心向四周扩大，形成环形或多环形，边缘隆起且狭窄，呈堤坝状，中央有愈合倾向。常引起剧烈瘙痒。

2. 股癣

（1）常发生在腹股沟与外阴相连的皱褶处，夏秋季多见且病情较重。

（2）开始为鳞屑性红斑，边界清楚，呈弧形或不规则形。

（3）皮损发生部位温暖、潮湿、易受摩擦，故皮损发展较快且瘙痒剧烈，常有抓痕。常引起糜烂和湿疹样变，日久皮损呈苔癣化。

（三）治疗

1. 一般治疗

（1）讲究个人卫生，勤换洗、暴晒内衣裤及被褥等。个人洗漱用具不与他人混用，以防交叉感染。

（2）避免搔抓，防止合并细菌感染。

（3）避免接触患癣狗猫。

（4）多食富维生素的清淡饮食，忌食辛辣刺激性食物。

2. 药物治疗

（1）体癣和股癣原则上以外用抗真菌剂治疗为首选，抗真菌剂包括两类；一类是咪唑制剂（咪康唑、益康唑、克霉唑、酮康唑、联苯苄唑）等。二是丙烯胺类制剂（萘替芬、特比萘芬）。涂药于患处，每日 1 ~2 次，连续 2 ~4 周，皮损消退后应继续用药治疗 2 周。另可酌情使用水杨酸制剂、复方苯甲酸搽剂、复方雷锁辛搽剂、10% 冰醋酸、8% 硫磺软膏、1% 环吡酮胺乳膏。

（2）如果皮疹广泛或患者对外用制剂无效，应考虑口服抗真菌药物治疗。内服药可选用：酮康唑，成人每日 200mg，连服 2～4 周。

3. 中药治疗

防风通圣丸［用法用量］口服。水丸，一次 6g 一日 2 次。孕妇慎用，忌食鱼虾海鲜类食物

湿毒清胶囊［用法用量］口服。一次 3～4 粒，一日 3 次。孕妇禁用，忌辛辣、刺激性食物。

（四）建议

（1）对儿童及成人面部、颈部、外阴部皮肤较薄部位，不宜用高浓度、刺激性强的外用制剂。

（2）肥胖者应保持皮肤干燥，避免滥用皮质激素、免疫抑制剂等。

（3）对临床上表现为皮炎或湿疹但又不能排除体股癣者，直接镜检阴性时，应取鳞屑做真菌培养，在等待培养结果期间，可暂时使用同时含有抗真菌剂和糖皮质激素的复合制剂以控制炎症（同时亦有抗真菌作用）。待培养结果出来后再改为单纯的抗真菌药。

（4）口服酮康唑，应注意观察其副作用，定期检查肝功能。肝功能不良者忌用。

（5）特比萘芬外用时对局部有一过性烧灼感和刺痛感，有些人会出现干燥、红斑、瘙痒等局部刺激。故：①对本品过敏者禁用；②孕妇及哺乳期妇女慎用；③本品仅供皮肤局部使用，避免接触眼睛和其他黏膜（如口、鼻等）；④涂本品后不必包扎；⑤本品不宜用于开放性伤口。

二、手癣、足癣和甲癣

是皮肤癣菌侵犯掌、跖、指（趾）间皮肤及指甲引起的浅部真菌感染。足癣俗称“脚气”，通常也被称为“香港脚”。甲癣俗称“灰指甲”。

1. 病因

手、足、甲癣致病真菌与体癣股癣相同。足癣很常见，世界各地均有，是真菌病中发病率最高的一种，足癣不但可以传染自己，还可以传染他人，是产生手癣、体癣、股癣和甲癣的根源。足癣发病较高的原因是由于跖部角质层厚，无皮脂，汗腺比较丰富，出汗较多，故有利于癣菌生长；再加上经常穿着鞋袜，足汗难以蒸发而使足部潮湿，有利于癣菌生长繁殖。

手癣多由足癣感染而来，常由搓足引起。由于双手暴露在外，通风干燥好，故手癣发病率较足癣低。

甲癣多从手、足癣蔓延而来，亦可单独发生。

2. 诊断提示

（1）皮损发生于指（趾）间、掌跖部或手、足背部皮肤，手癣常始发于单侧。

（2）病情表现为夏重冬轻。

（3）自觉轻痒或甚痒，常因搔抓后继发感染，出现近端淋巴结肿大或丹毒。

（4）皮疹可分为三种类型：

①浸渍糜烂型 指（趾）间皮肤发白、浸渍，剥脱后湿露潮红糜烂面，自觉瘙痒，易

继发丹毒和淋巴管炎。

②水疱型 掌跖足缘半透明水疱，可融合、成群出现，环状边缘，剧痒，易继发感染，夏季多见。

③鳞屑角化型 掌跖及指（趾）间脱屑或角化过度，伴皲裂。常与水疱型冬夏交替出现。

（5）实验室检查真菌直接镜检阳性。

3. 治疗

治疗原则是以局部用抗真菌药物治疗为主，按不同临床类型选择抗真菌药物的剂型，内服药只适用于病情严重者。

（1）一般治疗

注意个人、家庭、集体卫生，保持皮肤清洁，勤洗手、勤洗脚、勤洗袜子，保持患部干燥。宜清淡饮食，避免食入刺激性食物。

（2）药物治疗

①对浸渍溃烂型用3%硼酸溶液等收敛药浸泡，干燥后外用抗真菌霜，或溶液或用干粉。②水疱型常用水杨酸酯或土槿皮酊等。③鳞屑角化型常用抗真菌软膏。④其他如湿疹化先按湿疹处理，继发感染用抗生素。

4. 建议

（1）对浸渍溃烂型有时需加用干燥粉剂；鳞屑角化型，应选择渗透性比较强，药物浓度较高的制剂。

（2）本病经正规治疗可以愈合，但容易复发。若治疗不及时，蔓延扩大可引起一些迸发症，如甲癣、体癣、丹毒、蜂窝织炎，淋巴管炎、淋巴结炎甚至象皮肿等。故应注意早期治疗。

（3）轻症病人应以外用药治疗为主，内服药应在专科医生指导下应用。

第四节 淋　　病

淋病是淋病双球菌（奈瑟淋球菌）引起的急、慢性接触性传染病，主要引起泌尿生殖器黏膜的化脓性炎症，属于性传播性疾病之一。

一、病因

淋病球菌的惟一天然宿主是人体，淋病主要通过性接触直接传染。少数病例是通过内裤、便盆、浴盆等间接传染。

二、诊断提示

（1）有婚外性交使或嫖娼史，或配偶感染史；或家庭成员患病史。

（2）潜伏期2～10d，平均3～5d。但身体虚弱，性生活过度，酗酒等因素可使潜伏期缩短。

（3）男性淋病

尿痛、尿频、尿急，尿道流脓，伴全身不适。可合并前列腺炎、精囊炎、附睾炎，出现局部肿胀，下腹不适坠胀感，可继发不育。

（4）女性淋病

①尿道炎　尿频、尿痛、尿道口红肿、排脓、症状较男性为轻。

②宫颈炎　宫颈红肿、触痛，有脓性分泌物，部分仅表现为白带增多。

③女童淋病　为弥漫性阴道炎继发外阴炎。

④并发症　可合并淋菌输卵管炎、淋菌性盆腔腹膜炎，出现局部压痛，下腹隐痛，坠胀，白带增多，腰酸及全身不适。

（5）其他部位淋病

淋菌性肛门直肠炎、淋菌性咽炎、淋菌性结膜炎，也可发生播散性淋球菌感染。

（6）淋球菌涂片检查阳性对男性有初诊意义，淋球菌培养阳性可确诊。

（7）男性淋病应与非特异性尿道炎、非淋菌性尿道炎相鉴别。女性淋病应与女性非特异性生殖道感染、念珠菌及滴虫性阴道炎、细菌性阴道炎相鉴别。

三、治疗

应尽早、足量、准确选用敏感抗菌药。治疗期间限制性生活。治疗后症状持续者应进行淋病奈瑟菌培养，所分离的菌株应做药敏试验。治疗后仍持续有尿道炎、宫颈炎或直肠炎者，应考虑是否有沙眼衣原体及其他微生物感染。

1. 一般治疗

注意个人生活卫生，特别是性生活卫生，避免性混乱。

2. 药物治疗

（1）适用于淋菌性尿道炎、宫颈炎、直肠炎

氧氟沙星（氟嗪酸）400mg（女性病人600mg），口服每日1次；或诺氟沙星（氟哌酸）800~1000mg，口服每日1次；或头孢曲松（头孢三嗪）250mg，肌内注射每日1次；或头孢噻肟1.0g，肌内注射每日1次。也可选用如青霉素、红霉素、多西环素（强力霉素）等。

（2）有合并症淋病

头孢三嗪每日250mg或大观霉素（淋必治）2.0g/d，肌内注射每日1次，连续10d；或氧氟沙星200mg，口服每日2次，连续10d。

（3）中药治疗

八正合剂［用法用量］合剂。口服，一次15~20ml，一日3次，肾病患者慎用，孕妇忌服，忌肥甘、辛辣、烟酒等。

三金片［用法用量］口服，一次3片，一日3~4次。孕妇慎用，忌肥甘、辛辣、烟酒等。

四、建议

（1）对治疗后症状有好转，以后又出现症状者应考虑是否为再感染，需加强对病人教育和性伴追踪。

（2）对诺氟沙星和氧氟沙星有过敏者禁用。孕妇、乳母、幼龄儿童、严重肝肾功能不全者慎用。另外，诺氟沙星不宜血管内快速推注。

（3）头孢曲松不宜用大量输液溶解后作长时间滴注；溶解后宜立即滴注。在冰箱中不宜超过 24h；在室温中不宜超过 6h。

（4）孕妇头 3 个月最好不用。

（5）对青霉素有过敏史者慎用头孢噻肟；肾功能不全者或老年人慎用。

第十四章　处方基本知识

处方作为一种传递信息的特殊医疗文件，它把医师对患者用药的信息传达给药师，以便药师按医师的意图为患者调配药品及讲解使用方法。处方的开具、调剂、配发工作，直接关系到病人安全、有效、经济用药，是药物治疗工作的重要环节。所以，掌握处方的基本知识，对于医师和药师的执业具有重要意义。

第一节　处方概念、类型和书写要求

一、处方的含义和意义

处方是执业医师或助理执业医师为患者开具的用药指令。即医师为某一特定患者医疗、预防疾病或其他需要而写给药剂人员配发药品的书面通知。它既反映了医师的用药要求，又是药学技术人员调剂工作的凭证和依据。广义地讲，凡载有药品名称、数量等内容和制备任何一种药剂的书面文书，均可称为处方。

处方的意义主要体现在技术、法律和经济三个方面。

其技术意义在于处方记载了医师用药的名称、剂型、规格、数量及用法用量，是药师配发药品和指导患者用药的重要依据。

其法律意义在于因医师处方书写错误或药剂人员调配差错而造成医疗事故时，应承担法律责任。医师具有诊断权和开具处方权，但无调配处方权；药师具有审核、调配处方权，但无诊断和开具处方权。因此，要求医师和药剂人员在处方上签字，以示负责。

其经济意义在于是表明患者已交药费的真实凭证及统计医疗药品消耗、经济收入结账、预算采购药品的原始依据。

二、处方的类型

根据处方正文内容的来源不同，处方可分为以下几类

1. 法定处方

指中国药典、国家食品药品监督管理局颁发的药品标准所收载的处方，它具有法律的约束力，在医师开写法定制剂时均须照此规定，通常用于配制制剂。

2. 协定处方

是医院药剂科与临床医师根据本院经常性医疗用药的需要，共同协商制订的处方。该类处方一般可事先配制成医院制剂，便于控制药物的品种和数量，提高配方速度，以减少病人的等候时间和方便服用。但只能在本单位使用。

3. 医师处方

是指执业医师根据患者诊断、预防、治疗疾病需要而为病人开写的，具有较强针对性

的特定处方，在医疗实践中应用广泛，又称调剂处方。

4. 验方、单方和秘方

验方（偏方）是指历代文献未经收载而在民间长期积累、流行的经验处方，简单有效；

单方属于比较简单的验方，通常只有一、二味药；

秘方：有一定的独特疗效，但秘而不宣的处方。

许多验方、单方、秘方中确有肯定和特殊的疗效，需要不断挖掘、筛选和推广应用。

此外，在临床实践中处方还可分为普通处方、麻醉处方、急诊处方、儿科处方等。

三、处方的书写格式

处方由处方前记、处方正文和处方后记三部分组成，其中处方正文是处方的核心部分，是患者的用药依据。

1. 处方前记

包括医院名称、处方编号，费别、患者姓名、性别、年龄、门诊或住院病历号，科别或病室和床位号、临床诊断、开具日期等，并可增列专科要求的项目。

2. 处方正文

以 Rp 或 R（拉丁文 Recipe“请取”的缩写）开头，主要内容有药品名称、剂型、规格、数量、用法、用量等。

3. 处方后记

包括医师签名或加盖专用签章，药价和现金收讫印戳以及审核、调配、核对、发药的药学专业技术人员签名和发药日期等。电子处方其格式要与书写处方一致，并须设置处方或医嘱正式开具后不能修改的程序，以明确法律责任。

四、处方书写规则

（1）处方一般用钢笔或毛笔书写，字迹清楚，不得涂改；如需修改，应当在修改处签名并注明修改日期。每张处方限于一名患者的用药。

（2）药品名称应当使用规范的中文名称书写，没有中文名称的可以使用规范的英文名称书写；医疗机构或者医师、药师不得自行编制药品缩写名称或者使用代号；书写药品名称、剂量、规格、用法、用量要准确规范，药品用法可用规范的中文、英文、拉丁文或者缩写体书写，但不得使用“遵医嘱”、“自用”等含糊不清字句。

（3）处方当日有效。特殊情况下需延长有效期的，由开具处方的医师注明有效期限，但有效期最长不得超过 3 天。

（4）患者年龄应当填写实足年龄，新生儿、婴幼儿写日、月龄，必要时要注明体重。

（5）西药和中成药可以分别开具处方，也可以开具一张处方，中药饮片应当单独开具处方。开具西药、中成药处方，每一种药品应当另起一行，每张处方不得超过 5 种药品。

（6）中药饮片处方的书写，一般应当按照“君、臣、佐、使”的顺序排列；调剂、煎煮的特殊要求注明在药品右上方，并加括号，如布包、先煎、后下等；对饮片的产地、炮制有特殊要求的，应当在药品名称之前写明。

（7）药品用法用量应当按照药品说明书规定的常规用法用量使用，特殊情况需要超剂量使用时，应当注明原因并再次签名。

（8）处方一般不得超过 7 日用量；急诊处方一般不得超过 3 日用量；对于某些慢性病、老年病或特殊情况，处方用量可适当延长，但医师必须注明理由。

（9）药品名称以《中华人民共和国药典》收载或药典委员会公布的《中国药品通用名称》或经国家批准的专利药品名为准。如无收载，可采用通用名或商品名。药名简写或缩写必须为国内通用写法。中成药和医院制剂品名的书写应当与正式批准的名称一致。

（10）药品剂量与数量用阿拉伯数字书写。剂量应当使用法定剂量单位：重量以克（g）、毫克（mg）、微克（μg）、纳克（ng）为单位；容量以升（L）、毫升（ml）为单位；国际单位（IU）、单位（U）；中药饮片以克（g）为单位。

片剂、丸剂、胶囊剂、颗粒剂分别以片、丸、粒、袋为单位；溶液剂、气雾剂以支、瓶为单位；软膏及乳膏剂以支、盒为单位；注射剂以支、瓶为单位，应当注明含量；中药饮片以剂为单位。

（11）为门（急）诊患者开具的麻醉药品、第一类精神药品注射剂，每张处方为一次常用量；控缓释制剂，每张处方不得超过 7 日常用量；其他剂型，每张处方不得超过 3 日常用量。

哌醋甲酯用于治疗儿童多动症时，每张处方不得超过 15 日常用量。

第二类精神药品一般每张处方不得超过 7 日常用量。

为门（急）诊癌症疼痛患者和中、重度慢性疼痛患者开具的麻醉药品、第一类精神药品注射剂，每张处方不得超过 3 日常用量；控缓释制剂，每张处方不得超过 15 日常用量；其他剂型，每张处方不得超过 7 日常用量。

为住院患者开具的麻醉药品和第一类精神药品处方应当逐日开具，每张处方为 1 日常用量。

（12）开具处方后的空白处划一斜线以示处方完毕。处方医师的签名式样和专用签章应当与院内药学部门留样备查的式样相一致，不得任意改动，否则应当重新登记留样备案。

（13）医师利用计算机开具普通处方时，需同时打印纸质处方，其格式与手写处方一致，打印的处方经签名后有效。药学专业技术人员核发药品时，必须核对打印处方无误后发给药品，并将打印处方收存备查。

处方式样举例：

处方编号：

当日有效

×××××医院处方笺

病历号（门诊√□/住院□）：12345　　2007 年　11 月　10 日

姓名：赵××　　性别：1. 男√□　2. 女□　　年龄：28 岁

科别：中医科　　病区/床号：

费别：1. 自费□　2. 医保√□　3. 保健对象□　4. 其他□

临床诊断：感冒　风热犯肺证

Rp

金银花 15g　　连翘 15g　　桑叶 15g

薄荷（后下）12g　　牛蒡子 9g　　芦根 6g

桔梗 6g　　荆芥 3g　　生甘草 3g

纸张白色

三剂

用法：每日 1 剂，水煎两次，合并煎液，
分早晚两次饭前服用

医师：金××

审核、调配：薛××	药　费：　××元　×角　　分
核对、发药：陈××	注射费：元　　角　　分
收　费　员：王×	合　计：　××元　×角　　分

处方编号：

急 诊
当日有效

×××××医院处方笺

病历号（门诊□/住院√□）：2345　　2007 年 9 月 18 日

姓名：苏××　　性别：1. 男√□　2. 女□　　年龄：73 岁

科别：内 科　　病区/床号：18

费别：1. 自费□　2. 医保√□　3. 保健对象□　4. 其他√□

临床诊断：冠心病心绞痛

Rp

硝酸甘油针 10mg
　　×3　泵入 3ml/h
生理盐水液 50ml

肠溶阿司匹林片 0.1g×3

Sig　0.1g　q.d.　p.o

倍他乐克片 25mg×4

Sig　12.5mg　t.i.d.　p.o

纸张淡黄色

医师：宋××

审核、调配：高××	药　费：××元　×角　分
核对、发药：李××	注射费：××元　×角　分
收 费 员：孟×	合　计：×××元　×角　分

处方编号：

儿 科
当日有效

×××××医院处方笺

病历号（门诊√□/住院□）：56789　　2007 年 10 月 26 日

姓名：孙××　　性别：1. 男□ 2. 女√□　　年龄：3 岁 8 个月 天

科别：儿 科　　病区/床号：

费别：1. 自费√□ 2. 医保□ 3. 保健对象□ 4. 其他□

临床诊断：急性支气管炎

Rp

0.9%氯化钠注射液 150 mL
注射用阿奇霉素针 0.125 g
维生素 B_6 注射液 0.1g　×3
Sig i. v. gtt q. d.

纸张淡绿色

医师：李××

审核、调配：杨××	药 费：××元 ×角 ×分
核对、发药：赵××	注射费：××元 角 分
收 费 员：张××	合 计：×××元 ×角 ×分

编制顺序号：

麻、精一
当日有效

××××××医疗机构

麻醉和第一类精神药品处方笺

病历号（门诊□/住院√□）：34567　　2008年　1月　19日

姓名：张××性别：1. 男□2. 女√□　年龄：　72岁　月　日

科别/病区：　肿瘤科　　床号：36L　身份证号：□□□□□□□□□□□□□□□□□□□□□□

代办人姓名：李×　性别：男　联系电话：133××××××××

身份证号：□□□□□□□□□□□□□□□□□□□□□□

地址：汤阴县、城关镇、向阳街580号

临床诊断：肝癌

Rp

磷酸可待因片 30mg×6

Sig　30mg　s. o. s.　p. o

纸张淡红色

医师：徐××

审核、调配：刘×	药　费：　××元　×角　分
核对、发药：杨××	注射费：　元　角　分
收　费　员：马××	合　计：　××元　×角　分

五、处方中常用的外文缩写及含义

医师在进行处方正文书写时，经常会采用拉丁文缩写或英文缩写，来表示药品的剂型、规格、用量和使用方法。药师应该掌握并理解常用的外文缩写及其含义。见表14-1。

表 14－1 处方中常见的外文缩写及中文含义

外文缩写	中文含义	外文缩写	中文含义
OTC	非处方药	O. D	右眼
INN	国际非专有药名	O. L	左眼
WHO	世界卫生组织	O. U	双眼
A. s. t. !	皮试	m. d.	用法口授，遵照医嘱
I. d	皮内注射	prim. vic. No2	首剂倍量
i. m.	肌内注射	aq. dest	蒸馏水
i. h.	皮下注射	Ocul.	眼膏剂
i. v.	静脉注射	Gutt.	滴眼剂
i. v. gtt	静脉滴注	Syr	糖浆剂
gtt	滴	Ung.	软膏剂
h	小时	Ol.	油剂
g	克	Inj	注射剂
mg	毫克	Caps	胶囊剂
μg	微克	Emuls	乳剂
ml	毫升	Tab.	片剂
L	升	Supp	栓剂
q. h.	每小时一次	Pil	丸剂
q. 4h.	每四小时一次	Tinct	酊剂
q. d.	每日一次	Pulv	散剂
b. i. d.	每日二次	Mist	合剂
t. i. d.	每日三次	Sol.	溶液剂
q. i. d	每日四次	Neb.	喷雾剂
q. o. d.	隔日一次	NS	生理盐水
q. m.	每晨	Lot.	洗剂
amp. q. n.	每晚	Garg	含漱剂
h. s.	睡时	amp.	安瓿
a. c.	饭前（服）	p. r. n.	必要时
p. c.	饭后	cito!	急速地
a. m.	上午	s. o. s.	需要时用
p. m.	下午	st!	立即
q. s	适量	Lent!	慢慢地!
Ad. add	到、加至	co.	复方的 复合的
Exp	失效期	p. o	口服
aa. aad.	各、各等分	I. u	国际单位
D. S.	给予、标记	MFD	生产日期
M. D. S.	混合，给予，标记	LD	致死量
D. t. d.	给予同量	ED	有效量
C. C.	立方厘米、毫升	MIC	最小抑菌浓度
Sig	用法，标记	ue. ext.	外用

第二节 处方管理规定

一、处方权限规定

（1）经注册的执业医师在执业地点取得相应的处方权。执业医师应当在注册的医疗机构签名留样或者专用签章备案后，方可开具处方。

（2）经注册的执业助理医师在医疗机构开具的处方，应当经所在执业地点执业医师签名或加盖专用签章后方有效。在乡、民族乡、镇的医疗、预防、保健机构工作的执业助理医师，根据医疗诊治需要，经县级卫生行政部门核准，只在注册的执业地点有处方权，获取处方权的执业助理医师应在相关部门签名留样或留专用签章式样。

（3）无处方权的进修医师、试用期医师、实习医师开具处方，须经所在医疗、预防、保健机构有处方权的执业医师审核、并签名或加盖专用签章后方有效，责任由签名医师负责。处方签名形式为：带教医师名/实习或进修医师名。

（4）医疗机构应当按照有关规定，对本机构执业医师和药师进行麻醉药品和精神药品使用知识和规范化管理的培训。执业医师经考核合格后取得麻醉药品和第一类精神药品的处方权，药师经考核合格后取得麻醉药品和第一类精神药品调剂资格。

医师取得麻醉药品和第一类精神药品处方权后，方可在本机构开具麻醉药品和第一类精神药品处方，但不得为自己开具该类药品处方。药师取得麻醉药品和第一类精神药品调剂资格后，方可在本机构调剂麻醉药品和第一类精神药品。

（5）医师被责令暂停执业、被责令离岗培训期间或被注销、吊销执业证书后，其处方权即被取消。调离注册机构处方权自行取消。

二、处方调配规定

（1）取得药学专业技术资格人员方可从事处方调剂工作。药学专业技术人员签名式样应在本机构药学部门或药品零售企业留样备查。具有药师以上专业技术职务任职资格的人员负责处方审核、评估、核对、发药以及安全用药指导；药士从事处方调配工作。非药学专业技术人员不得从事处方调配工作。

（2）药学专业技术人员须凭医师处方调剂处方药品，非经医师处方不得调剂。

（3）药学专业技术人员停止在医疗、预防、保健机构或药品零售企业执业时，其处方调剂权即被取消。

（4）药学专业技术人员应按操作规程调剂处方药品：认真审核处方，准确调配药品，正确书写药袋或粘贴标签。

（5）药学专业技术人员应当对处方药适宜性进行审核。包括下列内容：

①对规定必须做皮试的药物，处方医师是否注明过敏试验及结果的判定；

②处方用药与临床诊断的相符性；

③剂量、用法的正确性；

④选用剂型与给药途径的合理性；

⑤是否有重复给药现象；

⑥是否有潜在临床意义的药物相互作用和配伍禁忌。

（6）药学专业技术人员对于不规范处方或不能判定其合法性的处方，不得调剂。经处方审核后，认为存在用药安全问题时，应告知处方医师，请其确认或重新开具处方，并记录在处方调剂问题专用记录表上，经办药学专业技术人员应当签名，同时注明时间。

药学专业技术人员发现药品滥用和用药失误，应拒绝调剂，并及时告知处方医师，但不得擅自更改或者配发代用药品。

（7）药学专业技术人员调剂处方时必须做到“四查十对”。查处方，对科别、姓名、年龄；查药品，对药名、规格、数量、标签；查配伍禁忌，对药品性状、用法用量；查用药合理性，对临床诊断。

（8）发出的药品应注明患者姓名和药品名称、用法、用量。

发出药品时应按药品说明书或处方医嘱，向患者或其家属进行相应的用药交待与指导，包括每种药品的用法、用量、注意事项等。药学专业技术人员在完成处方调剂后，应当在处方上签名或者加盖专用签章。

（9）除医疗用毒性药品、精神药品、麻醉药品及戒毒药品外，任何医疗、预防、保健机构不得限制就诊人员持处方到其他医疗、预防、保健机构或零售企业购药。

三、处方的监管保存

（1）处方由调剂、出售处方药品的医疗、预防、保健机构或药品零售企业妥善保存。普通处方、急诊处方、儿科处方保存1年，医疗用毒性药品、第二类精神药品及戒毒药品处方保存期限为2年，麻醉药品和第一类精神药品处方保存期限为3年。处方保存期满后，经医疗、预防、保健机构或药品零售企业主要负责人批准、登记备案，方可销毁。

（2）对麻醉药品和精神药品处方，按年月日逐日编制顺序号，单独存放，按月汇总。建立完善的保管、领取、使用、退回、销毁管理制度。

（3）医疗单位对使用的麻醉药品、精神药品、医疗用毒性药品、放射药品的专用处方应当专册登记。专册登记内容包括：姓名、性别、年龄、身份证号、病历号、疾病名称、药品名称、规格、数量、处方医师、处方编号、处方日期、发药人、复核人，使用《麻醉药品专用卡》时还需填写卡号、取药人姓名、身份证号。专册保存期限为3年。

（4）处方由各医疗机构按规定的格式统一印制。为便于识别和管理，印刷用纸应分别为麻醉药品处方淡红色、急诊处方淡黄色、儿科处方淡绿色、普通处方白色；并在处方右上角以文字注明。

医疗机构的空白处方笺应由库房统一保管，发出应办理登记签字手续。临床科室对空白处方笺要专人负责，妥善保存。

（5）医疗机构应当建立处方点评制度，填写处方评价表，对处方实施动态监测及超常预警，登记并通报不合理处方，对不合理用药及时予以干预。

医疗机构应当对出现超常处方3次以上且无正当理由的医师提出警告，限制其处方权；限制处方权后，仍连续2次以上出现超常处方且无正当理由的，取消其处方权。

第三节 错误处方的防范与处理

一、错误处方的分类

1. 处方印制格式错误

(1) 前记中“费别、患者姓名、性别、年龄、门诊或住院病历号，科别或病室和床位号、临床诊断、开具日期”等栏目有缺项。麻醉药品、第一类精神药品处方前记中特殊要求的“患者身份证明编号，代办人姓名、性别、年龄、身份证明编号”项目不全。

(2) 正文无 Rp 或 R 标示。普通处方、儿科处方、急诊处方、麻醉和精一处方的纸张颜色不符合《处方管理办法》和《麻醉药品、精神药品处方管理规定》的要求。

(3) 后记中“医师签名以及审核、调配、核对、发药的药学专业技术人员签名”等项目不全。

2. 处方书写规则错误

(1) 处方前记项目书写不全。如年龄一项不写具体年岁，只写“成”或“儿”，儿科处方婴幼儿年龄未写日、月龄。但中国药典规定：60 岁以上老人用药参考剂量只是成年人的 3/4。儿童药量更应随着年龄的变化而变化。

(2) 同一张处方混开西药、中成药、中药饮片；同一张处方中、外文混写或使用不规范的中、英文缩写、代号。

(3) 处方超规定用药或修改处医师未双签名及注明修改日期；需进行皮试的，处方上未注明。

(4) 处方书写不用蓝黑墨水（如用圆珠笔），字迹潦草，难以辨认，开具处方后的空白处未划斜线

(5) 处方后记审核、调配、核对、发药栏目中无药学专业技术人员的签名，或调剂、复核非双人签名；医师签名不全，或只有专用签章没有签名。

3. 处方用药错误

(1) 处方药名不全，药品剂型和规格不对、剂量、单位、用法不明确或非常规用药。

(2) 违犯配伍禁忌用药。如乳糖酸红霉素与生理盐水配伍而发生混浊；中药的“十八反”“十九畏”药物合用产生毒性等。

(3) 单一适应证重复开方或不了解复方制剂的成分而重复用药，。如治糖尿病时以消渴丸（每 10 丸含格列本脲 2.5mg）与格列本脲合用，极易诱发低血糖、癫痫发作、脑血管意外及偏瘫等不良反应，严重时还有致死的危险。

(4) 忽视小儿、老年人生理特点错误用药。如新生儿应用氯霉素造成灰婴综合征；老年人用强心苷类药物未减少剂量而损害肝肾功能，导致中毒反应。

(5) 药品与其适应证不符。

(6) 药名混淆不清。如地西泮（抗焦虑药）与安坦（抗震颤麻痹药）；阿拉明（抗休克药）与可拉明（中枢兴奋药）；他巴唑（抗甲亢药）与地巴唑（降压药）以及中药的丽珠得乐与丽珠欣乐、车前子与马钱子、天麻与升麻、山茱萸与吴茱萸等。药名虽然只

一字之差，但用途则相去甚远。

二、处方差错的成因分析

(1) 工作缺乏责任心，玩忽职守　医师受到药品曾用名、行业简化名称、别字、同药异名等的不良影响，在开处方时精神不集中，只图省事方便或药师配方时工作粗疏，不认真检查核对而造成差错。

(2) 专业技术水平较低，业务不熟练　从业人员未经过严格系统的专业训练和教育。

(3) 管理秩序混乱　医疗机构对处方书写和配方发药过程重视不够，缺乏有效的组织管理制度；劳动纪律松散，处方辨认不清，药品放置杂乱。

三、错误处方的防范和处理

(1) 加强思想教育，强化医药人员的职业道德和工作责任，牢固树立“安全第一”的观念。严格遵守上班制度，保持规范有序的工作环境，以病人为本，真心实意为病患者提供优质服务。

(2) 在处方的开具和调配过程中，严格执行有关药事法规和管理制度。熟知操作程序规范，坚持药品调配的“四查十对”，做到病人的用药准确无误，质量优良，使用合理。

(3) 组织专业培训和继续教育。随着科学技术的迅猛发展，药学知识和药物品种日新月异，这就要求医药执业人员不仅加强基础理论和基本治疗药物的知识，而且要熟悉、掌握更多更新的药学技术和相关学科知识，提高专业素质、确保用药安全有效。

(4) 建立错误处方的点评、登记制度（内容应包括处方日期、医师姓名、病人姓名、处方摘要、错误要点、处理方式、负责药师等），制定切实可行的处方评价方法和指标。

(5) 医疗机构应指定部门或专人，定期或不定期地对处方质量尤其是处方书写、用药的合理性进行考核、评价，排查异常情况；同时运用HIS查询系统对处方进行经常性的监测和数据分析，并通报评价结果和落实整改措施。

(6) 发生处方差错事故，必须及时上报药房主任或药店值班经理对差错立即处理，并进行登记，明确责任。分析出现处方差错的原因、后果，总结经验教训。按岗位责任层层把关，堵塞漏洞。把处方的合理性与单位奖罚制度结合起来，最大限度的降低和杜绝处方差错的发生，使合理用药、规范处方、准确调配成为广大医药执业人员的自觉行动。

第四节　中药处方内容和应付常规

一、中药处方组方原则

中药处方不是随意的药物堆积，而是在辨证审因的基础上，根据病情的需要，利用药物的七情，规定必要的药量，配伍组织成方。其原则分为“君、臣、佐、使”四个部分。

(1) 君药即主药或主治药，是针对主证或病因而起主要治疗作用的药物。药力居方中之首，是中药处方中不可缺少的主要部分。

（2）臣药即辅药或辅助药，① 辅助君药加强治疗主病或主证的药物；② 针对兼病或兼症起主要治疗作用的药物。就是协助主药更好地发挥作用。

（3）佐药又叫兼制药，其意义有三个方面：① 佐助药——配合君、臣药以加强治疗作用或直接治疗次要症状的药物；②佐制药——即用以消减或制约君、臣药的毒害、峻烈之性的药物；③反佐药——即病重邪盛，可能拒药时，配用与君药性味相反而又能在治疗中起相成作用的药物，通常用量较小。

（4）使药又叫引和药，① 引经药：引诸药直达病所之药，起到向导作用。如治疗人体上部疾病用桔梗为引经药，治疗人体下部疾病用牛膝为引经药；② 调和药：调和方中诸药作用之药。如《麻黄汤》中用炙甘草，可缓和麻黄桂枝的峻烈之性，使汗出不致过猛而耗伤正气；③ 虽然在方中不是最需要的，但用之可使方剂更加完善，如桂枝汤服后啜粥。

近年来，中药复方中各味药之间的药理研究表明，中药之间的配伍组方应用，对于提高疗效、降低毒性，具有重要作用。

二、中药处方特点

1. 处方常用术语

在中药处方中，医师经常采用不同的术语来反映用药意图、药物规格或疗效特点。表现形式通常是在药名前附加术语或术语隐于药名之内，从而对药物的使用提出不同的要求。常见术语可见以下几种类型：

（1）要求产地　不同的地理环境对药材的质量有很大的影响，中药讲究道地药材，医师根据病情需要，常在药名前标明产地。如辽细辛、苏薄荷、怀生地、杭菊花、禹白附、广藿香、宣木瓜、西秦艽、台乌药、风丹皮、云木香、茅苍术、建泽泻、新会皮、阳春砂、海南沉等。

（2）要求采收季节和贮存时间　药材的质量与采收时节有密切的关系。有的以新鲜者为佳，有的以陈久者为佳。中药处方对此有不同要求。如冬天麻（以质坚实沉重、有鹦哥嘴、断面明亮、无空心者的冬麻为优）、绵茵陈（以初春细幼苗质软如棉者佳）、霜桑叶（于秋后经霜者采集为好）、陈麻黄（取其陈久者缓解燥性）、枯黄芩（黄芩枯而大者，轻飘上升以清肺）、子黄芩（黄芩实而细者，沉重下降以利便）、春柴胡、秋丹皮、嫩白薇、陈艾叶、陈香缘、鲜地黄、鲜荷叶、陈棕榈、嫩桑枝、鲜竹叶、鲜茅根等。

（3）要求炮制加工　炮制是药物在应用前或制成各种剂型前必要的加工过程，包括对原药材进行一般修治整理和炒、炙、煅、蒸、煨等不同的特殊处理。医师根据不同的病情，为更好发挥药效，在中药处方中会对某些药物提出不同的炮制要求。如制厚朴（姜汁炒）炮制后可消除对咽喉的刺激性并可增强宽中和胃的功效；飞朱砂（水飞）使药粉极细和纯净便于制剂及冲服；醋炙香附增强其疏肝止痛作用；炙麻黄（蜜炙）缓和麻黄辛散之性，增强止咳平喘之功；煅石膏收湿敛疮止血等。

此外，一些药品的非药用部位，如某些植物药的皮、壳、毛、芦、心、油及部分动物药的鳞、翅、足、尾、头等，中药处方也会要求去除。如枇杷叶（去毛）、石苇（去毛）、诃子（去核）、山茱萸（去核）、莲子肉（去心）、蛤蚧（去头足、鳞片）、青娘子（去头、足、翅）等。

（4）要求质地　药材质地的优劣会影响疗效，故中药处方对此也常有要求。如金钗石斛、鸡骨常山、枯黄芩（中心发黑），空沙参（南沙参质地松泡，断面有裂隙），浮水青黛（青黛以色蓝，质轻者为优）、落水沉香（以体重质坚、油性大、香气浓、沉水者佳）、以及肥知母、细青皮、粉甘草、明天冬、轻马勃、活磁石、明乳香、粉葛根、明玳瑁等。

（5）颜色、气味类　药材的颜色和气味也能反映药物的质量的好坏。如白檀香、白桔梗、紫降香、红茜草、绿升麻、黑山栀、黄连翘、黑桑椹、青礞石、紫油厚朴、香独活、酸乌梅、臭椿皮、香青蒿、苦杏仁、淡竹茹、淡昆布等。

2. 处方脚注

“脚注”是指医师开汤剂处方时在某种中药的后面（下脚旁或右上角）加以注解要求。这是医生为病人诊治疾病后，根据其药物的质地或治疗需要，用简明字样，对药剂调配人员之提示，其内容一般包括特殊煎法、临时炮制与服用方法等方面。

（1）先煎：对质地坚硬的矿物类、化石、甲壳类及动物的角、骨类药物或含有毒性成分的药物须先煎，如川乌、草乌、石决明、珍珠母、水牛角、鳖甲、磁石、龟板、生牡蛎、生石膏、生龙骨等。

（2）后下：指对质地松软具有芳香挥发性成分的药物，或因久煎有效成分极易破坏的药物，可在其他药物快要煎好前 5min 左右，将这味药加入共煮。如钩藤、白豆蔻、荆芥、青蒿、砂仁、薄荷、沉香等。

（3）包煎：对于细小的花粉、种子及含有黏液质成分、淀粉类的药物应予纱布包煎。这是为防止上述药物影响煎煮，不利于服用，以保证药液质量和疗效。如蒲黄、辛夷、车前子、葶苈子、旋复花、滑石粉等。

（4）另炖：为保证一些贵重药品的有效成分充分煎出，减少被其他同煎药物的吸收而浪费，则需另煎取汁。如西洋参、羚羊角丝、人参等。

（5）溶化冲服：对于胶质类、膏滋类、糖类、无机盐类药物，不宜与众药同煎，应放入汤液中溶化直接服用。如龟板胶、益母草膏、蜂蜜、饴糖、玄明粉、阿胶、鹿角胶、芒硝等。

（6）研粉冲服：对于部分细贵中药或成分易破坏以及不易溶解于水的药物，应研细末，按规定量用温开水冲服，如牛黄、三七粉、朱砂粉等。

（7）另兑：一些液体中药，若放入其他药中同煎往往会影响其成分，故须注明在其他药物煎汁后，再行兑入服用。如竹沥水、黄酒、姜汁、鲜藕汁等。

（8）临时炮制：

捣碎：对于含挥发油类及油脂类的种子药物不能预先加工，不然香气挥散，油脂氧化变质，影响疗效，因此，须调配时临时用铜冲捣碎。如桃仁、诃子、莱菔子、草果、砂仁、豆蔻、酸枣仁、瓜蒌仁、大风子、马钱子等。还有一些因质地坚实不便调剂或有效成分不易煎出的介壳、果实、种子类中药，也应要求打碎或捣碎。如花蕊石、海蛤壳、瓦楞子等。

揉搓：对某些质地松散而呈丝条状或片状的药物，应注明揉作成团，以便于调配煎煮。如竹茹、谷精草、桑叶等。

制绒：将某些药物碾成绒状，以缓和药性或便于调配。如麻黄制绒后可缓和温燥发汗作用，利于老幼体弱者使用。

拌衣：将辅料粘附于药面之上以增强其疗效。如朱砂拌茯苓、青黛拌灯心草等。

3. 处方药引

中药处方中经常会注明需用药引。所谓“药引”就是在处方中以一、二味小量的药物来引导其它药物到达病位或某个特定脏腑，以提高疗效，同时还有解毒、护胃、矫味等作用。医生常把药引写在处方正文的下面一行，主要类型有：

（1）药物类药引　一方面起到引经报使作用，如桔梗可引药力上行，而牛膝引药力下行等；太阳病用防风、藁本为引，既是其他药物的“向导”，又能发挥自己的药效；生姜还有加强止呕的作用；另一方面又可调和诸药，如甘草、大枣能健脾和胃，调和药性等。

（2）食物类药引　如“川芎茶调散”一方用茶叶为药引可上清头目；“失笑散”用醋调服引药入肝。其他药引尚有粳米、蛋黄、西瓜汁、荷叶、醋、酒、红糖、食盐、蜂蜜、葱白等。

三、中药通用名称与应付常规

（一）处方药品的规范化名称

目前我国中药材有12807种。由于种类众多，产生的历史悠久，且药材分布广泛，地域差异极易造成一药多名与异药同名的混乱现象，同一种药材在不同地区有不同的称谓或古今药名不统一。例如益母草，北京称坤草、浙江叫三角胡麻、青海又称千层塔，而四川则称血母草，甘肃叫金凤赶，广东称其为红花艾，云南则叫透骨草等；又如茜草，古代有地血、牛蔓、红蓝、染绯草等叫法，近代又称红茜、四轮草、活血草等。

为减少和避免药名混乱在临床应用中的差错，规范中药处方名称势在必行，这既有利于祖国医药的继承和发扬，又便于药品监管。中医、药人员不仅要掌握中药正名，而且应熟悉处方常用名（别名、并开药名）。

1. 正名

中药正名是规范化名称，以《中国药典》一部，局、部颁药品标准所收载的名称为标准；

国家药品标准没有规定的，应以各省、自治区、直辖市人民政府药品监督管理部门制定的《炮制规范》所收载的名称为标准。通常为一药一名，如何首乌、甘草、淫羊藿等。

2. 别名

除正名以外的中药名称为别名或偏名。中药的别名的产生通常都具有一定的来历和含义，如药物特点、性能、产地、采收时节、炮制方法不同以及地域、习惯、方便、避讳等因素影响。举例如下（括号中为别名）：

全蝎（全虫）、辛夷（木笔花）、大黄（川军、锦纹）、莱菔子（萝卜子）、天花粉（瓜蒌根）、川楝子（金铃子）、白果（银杏）、补骨脂（破故纸）、淫羊藿（仙灵脾）、蒲公英（黄花地丁）、海螵蛸（乌贼骨）、甘草（国老）、延胡索（元胡）、金银花（二

花）等

3. 并开药名

医师写处方时为求其简略，将两种或两种以上的中药饮片合并缩写在一起为“并开药名”。常见两种类型：

（1）药效基本相似的药物：如二术即指白术和苍术，都具有燥湿健脾作用；二活即指羌活和独活，均有祛风胜湿、解表止痛功效；焦四仙即指焦神曲、焦山楂、焦麦芽、焦槟榔四药，均有消食健胃作用，所以常并开同用。另如二胡（柴胡、前胡）、二冬（麦冬、天冬）、二乌（川乌、草乌）、二芍（赤芍、白芍）、二防（防己、防风）、桑枝叶（桑枝、桑叶）、猪茯苓（猪苓、茯苓）、生熟地（生地黄、熟地黄）等。

（2）配伍时使其产生协同作用：如银翘即指金银花和连翘，其合用能增强清热解毒、疏散风热作用。另如桑菊（桑叶、菊花）、荆防（荆芥、防风）、硝黄（大黄、芒硝）、乳没（乳香、没药）、桃红（桃仁、红花）等。

必须注意处方中并开药不可含糊和引起误解。并不得滥用和生造。

（二）处方药品应付常规

处方应付指调剂人员根据医师处方要求和传统习惯，选用符合规格标准的药物，进行中药处方调配的技术规则。由于沿用历年付药常规，加上地方习惯用药的差异，中药别名较多，每味药又有多种炮制方法，容易出现中药处方用名与应付差异造成调配失误。故处方应付须按国家药品标准要求逐步规范完善。

1. 处方中写药名时付给生品，写炮制品名时才付给炮制品的情况

这类药物一般既可以生用，也可以炮制后使用。但是，炮制后的药物，其治疗作用与生品有很大的不同。因此，这类药物要注明是否需炮制。如处方写柴胡即付生柴胡，写炙柴胡时才付醋炙柴胡。生柴胡升散作用较强，适于解表退热。醋炙后能缓和升散之性，增强疏肝止痛的功效。又如甘草生用可以泻火解毒、利咽，蜜炙后用则健脾益气、缓急止痛。

2. 处方中写药名或炮制品名时付给炮制品，写生品时才付给生品的情况

此类药物一般需经炮制后使用，很少生用。因此，只要写药名就可以付炮制品。如写麦芽给付炒麦芽，写生麦芽给付生麦芽，写草乌给付制草乌，写生草乌给付生草乌，写天南星给付制南星，写生南星给付生南星，写“酸枣仁”，应付“清炒酸枣仁”；写“生枣仁”则付生品等。

常用药物炮制品应付举例

（1）处方单写药名（或写炒）即付不加辅料炮制品

炒黄品：牛蒡子、白芥子、酸枣仁、莱菔子、冬瓜子、王不留行、牵牛子、苍耳子、决明子、槐花、青箱子。

炒焦品：川楝子、栀子、山楂、神曲、麦芽。

炭制品：干漆、棕榈、血余、地榆、蒲黄等。

煅制品：白矾、龙骨、牡蛎、石决明、花蕊石、瓦楞子、寒水石。

（2）处方单写药名（或写炒）即付固体辅料（麦麸、米、土、蛤粉、砂、滑石粉等）炮制品例如，麸炒品：白术、苍术、僵蚕、枳壳等。

沙烫品：马钱子、鳖甲、龟甲、穿山甲、鸡内金、狗脊、骨碎补等。

（3）处方单写药名（或写炒、炙）即付液体辅料（酒、醋、盐水、姜汁、蜂蜜等）炮制品

如酒制品：乌梢蛇、蕲蛇、女贞子、黄精等。

醋制品：香附、五灵脂、延胡索、乳香、没药、大戟、甘遂、芫花、商陆等。

盐炙品：益智仁、小茴香、车前子、补骨脂等。

蜜炙品：百合、百部、枇杷叶、马兜铃、款冬花、紫菀等。

姜汁制品：如厚朴、竹茹。

此外，还有处方直接写药名（或炙）须付特殊炮制品：苦杏仁（水烫）、珍珠（豆腐制）、何首乌（黑豆汁制）、川乌（水制）、白附子（矾制）、远志（甘草水制去心）、淫羊藿（羊脂油制）等。

第十五章　药品说明书

药品说明书是药品生产、经营部门向医药卫生人员和人民群众宣传介绍药品特性，普及医药专业知识的主要媒介，也是指导临床用药和患者治疗的科学依据。如果对说明书内容一知半解，不但不能达到用药安全有效的目的，而且还有可能导致严重后果。所以必须十分重视药品说明书的使用。医师和药师在执业时要认真阅读、理解药品说明书的内容，并以此指导患者使用和贮藏药品。

第一节　药品说明书编制原则

经国家食品药品监督管理局审核批准的药品说明书，是药品的法定文件，为药品生产单位承担法律责任的重要依据。其内容不得自行修改。药品说明书是沟通患者和药品之间最重要的桥梁，药品说明书的正确书写和规范印制，最终也是为了维护消费者的利益。特别是随着非处方药的大量上市，规范、通俗的说明书对于有效地保障人民群众用药安全有效至关重要。但是目前我国不少药品说明书项目不全、表述不规范、商品名过多等“说明书说不明”的现象，给患者用药带来诸多不便。主要表现在：

①药品说明书信息不全面，“药理毒理”、“禁忌”和“注意事项”等重要内容模糊不清或缺失；②药品名称违规，凸显商品名称而忽视药品通用名称；有的说明书中只有商品名及化学结构式，有的只有商品名、正式名和拉丁文名，无英文名；③“不良反应”避重就轻或仅表述为“未观察到不良反应”；甚至夸大其词，标有“无任何副作用或不良反应”；④说明书字号太小，很难辨认，专业名词晦涩难懂。如一家药企生产的“马来酸依那普利片”的说明书称，“以前曾用某一血管紧张素转换酶抑制剂治疗而有血管神经性水肿史的病人，以及有遗传性或自发性血管神经性水肿的病人，禁用本品”；让人看了很是头晕；还有“厄贝沙坦氢氯噻嗪胶囊”说明书，使用“小六号字”，不少患者要用放大镜才能看清；⑤用量表述过于简单，也有的剂量差异太大。如同一类品种剂量相差十倍以上，无剂量调整的条件和依据。缺少儿童用药的具体内容，往往为“小儿酌减”；⑥药品有效期名称混乱。常见有效期、失效期、厂方负责期、使用期限等。

上述现象表明，我国药品说明书现状急待规范化管理，药品说明书的内容表达要更加科学、明确、统一。

药品说明书的内容是在新药研究中形成的，包括了临床前研究和临床研究的各项结论，是药品报批请审的必备材料之一。药品说明书的编制必须遵循真实性、简要性和一致性的原则。即资料要真实、准确、科学；文字表达要简明易懂，以各项实验数据和文献资料为依据，切忌理论推导；内容应与药品质量标准相一致，不得相互矛盾，计量单位要统一，记载项目要全面。力求既能指导临床医生和患者合理用药，又能讲明此药的危害。不能只谈药物的优点，不谈或少谈其缺点，夸大宣传。

根据国家食品药品监督管理局的有关规定，药品说明书的撰写要求如下：

（1）说明书应包括下列项目

核准日期和修改日期、特殊药品/外用药品标识、说明书标题、警示语、【药品名称】、【成份】、【性状】、【功能主治】/【适应症】、【规格】、【用法用量】、【不良反应】、【禁忌】、【注意事项】、【孕妇及哺乳期妇女用药】、【儿童用药】、【老年用药】、【药物相互作用】、【临床试验】、【药理毒理】、【药代动力学】、【贮藏】、【包装】、【有效期】、【执行标准】、【批准文号】、【生产企业】。

（2）说明书的内容必须包括对安全和有效用药所需的重要信息，应尽可能完善。

（3）说明书的内容应尽可能来源于可靠的临床试验（应用）的结果，以及与人体安全有效用药密切相关的动物研究信息。

（4）说明书的文字表述应客观、科学、规范、准确、简练，不能带有暗示性、误导性和不适当宣传的语言。

（5）说明书对药品名称、药学专业名词、疾病名称、临床检验名称和结果的表述，应采用国家统一颁布或规范的专用词汇，度量衡单位应符合国家标准的规定。

（6）药品说明书应使用国家语言文字工作委员会公布的规范化汉字，增加其他文字对照的，应以汉字表述为准。

（7）由于临床试验不可能完全暴露与药品临床应用相关的所有安全性和有效性信息，使得药品说明书具有不完善的特征，因此药品说明书的完善、修订以及维护应成为经常性的工作。

第二节 药品说明书格式及主要内容

一、化学药品说明书格式

核准和修改日期

特殊药品、外用药品标识位置

XXX说明书

请仔细阅读说明书并在医师指导下使用。

警示语位置

【药品名称】【成份】【性状】、【适应症】、【规格】、【用法用量】、【不良反应】、【禁忌】、【注意事项】、【孕妇及哺乳期妇女用药】、【儿童用药】、【老年用药】、【药物相互作用】、【药物过量】、【临床试验】、【药理毒理】、【药代动力学】、【贮藏】、【包装】、【有效期】、【执行标准】、【批准文号】、【生产企业】企业名称、生产地址、邮政编码、电话号码、传真号码、注册地址、网址

二、化学药品说明书内容书写要求

1. 核准和修改日期

核准日期为国家食品药品监督管理局批准该药品注册的时

间。修改日期为此后历次修改的时间。核准和修改日期应当印制在说明书首页左上角。修改日期位于核准日期下方，按时间顺序逐行书写。

2. 特殊药品、外用药品标识

麻醉药品、精神药品、医疗用毒性药品、放射性药品和外用药品等专用标识在说明书首页右上方标注。外用药标识为红色方框底色内标注白色”外“字，样式：外。药品标签中的外用药标识应当彩色印制，说明书中的外用药标识可以单色印制。

3. 说明书标题

“XXX 说明书”中的“XXX”是指该药品的通用名称。

“请仔细阅读说明书并在医师指导下使用：该内容必须标注，并印制在说明书标题下方。

4. 警示语

是指对药品严重不良反应及其潜在的安全性问题的警告，还可以包括药品禁忌、注意事项及剂量过量等需提示用药人群特别注意的事项。

有该方面内容的，应当在说明书标题下以醒目的黑体字注明。无该方面内容的，不列该项。

5. 药品名称

按下列顺序列出：通用名称：中国药典收载的品种，其通用名称应当与药典一致；药典未收载的品种，其名称应当符合药品通用名称命名原则。

商品名称：未批准使用商品名称的药品不列该项。英文名称：无英文名称的药品不列该项。汉语拼音：

6. 成份

（1）列出活性成份的化学名称、化学结构式、分子式、分子量。并按下列方式书写：

化学名称：　化学结构式：　分子式：　分子量：

（2）复方制剂可以不列出每个活性成份化学名称、化学结构式、分子式、分子量内容。本项可以表达为“本品为复方制剂，其组份为：”。组份按一个制剂单位（如每片、粒、支、瓶等）分别列出所含的全部活性成份及其量。

（3）多组份或者化学结构尚不明确的化学药品或者治疗用生物制品，应当列出主要成份名称，简述活性成份来源。

（4）处方中含有可能引起严重不良反应的辅料的，该项下应当列出该辅料名称。

（5）注射剂应当列出全部辅料名称。

7. 性状

包括药品的外观、臭、味、溶解度以及物理常数等。

8. 适应症

应当根据该药品的用途，采用准确的表述方式，明确用于预防、治疗、诊断、缓解或者辅助治疗某种疾病（状态）或者症状。

9. 规格

指每支、每片或其他每一单位制剂中含有主药（或效价）的重量或含量或装量。生物制品应标明每支（瓶）有效成分的效价（或含量及效价）及装量（或冻干制剂的复溶后体积）。表示方法一般按照中国药典要求规范书写，有两种以上规格的应当分别列出。

10. 用法用量

应当包括用法和用量两部分。需按疗程用药或者规定用药期限的，必须注明疗程、期限。应当详细列出该药品的用药方法，准确列出用药的剂量、计量方法、用药次数以及疗程期限，并应当特别注意与规格的关系。

用法上有特殊要求的，应当按实际情况详细说明。

11. 不良反应

应当实事求是地详细列出该药品不良反应。并按不良反应的严重程度、发生的频率或症状的系统性列出。

12. 禁忌

应当列出禁止应用该药品的人群或者疾病情况。

13. 注意事项

列出使用时必须注意的问题，包括需要慎用的情况（如肝、肾功能的问题），影响药物疗效的因素（如食物、烟、酒），用药过程中需观察的情况（如过敏反应，定期检查血象、肝功、肾功）及用药对于临床检验的影响等。

滥用或者药物依赖性内容可以在该项目下列出。

14. 孕妇及哺乳期妇女用药

着重说明该药品对妊娠、分娩及哺乳期母婴的影响，并写明可否应用本品及用药注意事项。未进行该项实验且无可靠参考文献的，应当在该项下予以说明。

15. 儿童用药

主要包括儿童由于生长发育的关系而对于该药品在药理、毒理或药代动力学方面与成人的差异，并写明可否应用本品及用药注意事项。

未进行该项实验且无可靠参考文献的，应当在该项下予以说明。

16. 老年用药

主要包括老年人由于机体各种功能衰退的关系而对于该药品在药理、毒理或药代动力学方面与成人的差异，并写明可否应用本品及用药注意事项。

未进行该项实验且无可靠参考文献的，应当在该项下予以说明。

17. 药物相互作用

列出与该药产生相互作用的药品或者药品类别，并说明相互作用的结果及合并用药的注意事项。未进行该项实验且无可靠参考文献的，应当在该项下予以说明。

18. 药物过量

详细列出过量应用该药品可能发生的毒性反应、剂量及处理方法。未进行该项实验且无可靠参考文献的，应当在该项下予以说明。

19. 临床试验

为本品临床试验概述，应当准确、客观地进行描述。包括临床试验的给药方法、研究对象、主要观察指标、临床试验的结果包括不良反应等。没有进行临床试验的药品不书写该项内容。

20. 药理毒理

包括药理作用和毒理研究两部分内容：

药理作用为临床药理中药物对人体作用的有关信息。也可列出与临床适应证有关或有助于阐述临床药理作用的体外试验和（或）动物实验的结果。复方制剂的药理作用可以为每一组成成份的药理作用。

毒理研究所涉及的内容是指与临床应用相关，有助于判断药物临床安全性的非临床毒理研究结果。应当描述动物种属类型，给药方法（剂量、给药周期、给药途径）和主要毒性表现等重要信息。复方制剂的毒理研究内容应当尽量包括复方给药的毒理研究结果，若无该信息，应当写入单药的相关毒理内容。未进行该项实验且无可靠参考文献的，应当在该项下予以说明。

21. 药代动力学

应当包括药物在体内吸收、分布、代谢和排泄的全过程及其主要的药代动力学参数，以及特殊人群的药代动力学参数或特征。说明药物是否通过乳汁分泌、是否通过胎盘屏障及血脑屏障等。应以人体临床试验结果为主，如缺乏人体临床试验结果，可列出非临床试验的结果，并加以说明。未进行该项实验且无可靠参考文献的，应当在该项下予以说明。

22. 贮藏

具体条件的表示方法按《中国药典》要求书写，并注明具体温度。如：阴凉处（不超过20℃）保存。生物制品应当同时注明制品保存和运输的环境条件，特别应明确具体温度。

23. 包装

包括直接接触药品的包装材料和容器及包装规格，并按该顺序表述。

24. 有效期

以月为单位表述。

25. 执行标准

列出执行标准的名称、版本，如《中国药典》2005 年版二部。或者药品标准编号，如 WS - 10001（HD - 0001）- 2002。

26. 批准文号

指该药品的药品批准文号，进口药品注册证号或者医药产品注册证号。麻醉药品、精神药品、蛋白同化制剂和肽类激素还需注明药品准许证号。

27. 生产企业

国产药品该项内容应当与《药品生产许可证》载明的内容一致，进口药品应当与提供的政府证明文件一致。并按下列方式列出：

企业名称：　生产地址：　邮政编码：电话和传真号码：　须标明区号。

网址：如无网址可不写，此项不保留。

三、中药说明书格式

核准日期和修改日期

特殊药品、外用药品标识位置

X X X说明书

请仔细阅读说明书并在医师指导下使用

警示语

【药品名称】通用名称、汉语拼音、【成份】、【性状】、【功能主治】/【适应症】、【规格】、【用法用量】、【不良反应】、【禁忌】、【注意事项】、【孕妇及哺乳期妇女用药】、【儿童用药】、【老年用药】、【药物相互作用】、【临床试验】、【药理毒理】、【药代动力学】、【贮藏】、【包装】、【有效期】、【执行标准】、【批准文号】、【生产企业】企业名称、生产地址、邮政编码、电话号码、传真号码、注册地址、网址：

四、中药说明书内容书写要求

1. 核准日期和修改日期

核准日期和修改日期应当印制在说明书首页左上角。修改日起位于核准日期下方，进行过多次修改的，仅列最后一次的修改日期；未进行修改的，可不列修改日期。核准日期指国家食品药品监督管理局批准该药品注册的日期。

对于2006年7月1日之前批准注册的中药、天然药物，其“核准日期”应为按照《关于印发中药、天然药物处方药说明书格式内容书写要求及撰写指导原则的通知》要求提出补充申请后，国家食品药品监督管理局或省级食品药品监督管理局予以核准的日期。

修改日期指该药品说明书的修改被国家食品药品监督管理局或省级食品药品监督管理局核准的日期。表示的方法应按照年、月、日的顺序标注，年份用4位数字表示，月、日用2位数表示。其具体标注格式为：

核准日期：XXXX年XX月XX日或XXXX. XX. XX（X用阿拉伯数字表示，以下同）

修订日期：XXXX年XX月XX日或XXXX. XX. XX。

2. 特殊药品、外用药品标识内容与化学药品说明书相同

3. 说明书的标题内容与化学药品说明书相同

4. 警示语　内容与化学药品说明书相同

5. 药品名称

药品名称应与国家批准的该品种药品标准中的药品名称一致。

新药的药品名称必须符合药品通用名称命名原则。其中剂型的表述一般应按药典的规范表述，如胶丸应称为软胶囊等。

汉语拼音：根据药品的通用名称的汉语拼音来确定。

6. 成份

应列出处方中所有的药味或有效部位、有效成份等，成份排序应与国家批准的该品种药品标准一致。

成份系指处方所含的药味、有效部位或有效成份等。成份的名称应与药品质量标准中〔处方〕项下的规范名称一致。为了公众健康利益的需要，便于用药者全面掌握药品特点，应列出处方中的全部成份。如果复方中所含药味本身为复方且为法定成方制剂的，只需写出复方药名，不必列出所含具体药味，如山楂麦曲颗粒的【成份】为山楂、麦芽、黔曲。其中的黔曲为法定复方成方制剂（部颁标准第二册），由广藿香、莱菔子、辣蓼、青蒿等二十四味药组成，在【成份】项中只写明黔曲即可。若所含药味为非法定成方制剂的复方，则不可将复方药名列入，而应将其所含药味列入【成份】项。如双龙风湿跌打膏的主要成份中，双龙风湿跌打流浸膏应该用其所含药味，双眼龙、两面针、三叉苦、牛大力、山桂花等药味来表示。

对于处方中的药味属于国家规定已经禁用或取消的品种，如虎骨、犀角、关木通等，应按取消通知中的相关规定，以实际代用的药味来表示。

关于处方药味的排序，中药复方制剂药味或成份的排列顺序需符合中医药的组方原则，能够体现药品的基本功效。中西药复方制剂，药味排序应先列出中药，后列出化学药。

注射剂还应列出所用的全部辅料名称；处方中含有可能引起严重不良反应的辅料者，在该项下也应列出该辅料名称。辅料列在成份之后，注明辅料为XX。

对于处方已列入国家秘密技术项目的品种，以及获得中药一级保护的品种，可不列此项。

7. 性状

内容与化学药品说明书一致。

8. 功能主治/适应症

应与国家批准的该品种药品标准中的功能主治或适应证一致。在我国传统医药理论指导下研究和使用的药品，该项用【功能主治】表述，在现代医药理论指导下研究和使用的药品，该项用【适应症】表述。

该项内容是说明书中最重要的内容之一，一般包括药品的功能与主治两部分，之间以句号分开。

功能：应根据药品的处方组成、中医药理论和临床试验结果用中医药术语规范表述。

主治：除《药品注册管理办法》规定不需要进行临床试验的药品外，一般药品说明书中所列的主治必须有充分的临床证据支持，应来源于规范的临床试验。

中药药品，其主治中一般应有相应的中医证候或中医病机的表述，有明确的中西医病名者，应根据临床试验的结果确定其合理表述。但中医病名应注意其概念的认同性，尽量不用生僻或容易产生误解的概念和名称。同时为了便于指导临床用药，应包括相应的症状和体征等内容。

应注意中医病名、西医病名、中医证候、中西医临床症状和体征的规范表述，注意用于疾病治疗、证候治疗和症状治疗在表述上的区别，注意区分疾病治疗、缓解或减轻症状、辅助治疗、联合用药的不同。注意药品作用特点的说明，如用于缓解急性发作、或降低发作频率等。另外，注意根据临床试验的结果说明适用病证的病情、分期、分型的限定等，以全面反映临床试验的结果。

不应在说明书的其他部分暗示或建议没有包括在该标题下的主治病症或临床用途

9. 规格内容与化学药品说明书一致

10. 用法用量 内容与化学药品说明书一致。

11. 不良反应

药品不良反应是指合格药品在正常用法用量下出现的与用药目的无关的或意外的有害反应。

在该项下应实事求是地详细列出应用该药品时发生的不良反应。

列出的不良反应可以根据器官系统、反应的严重程度、发生频率，或毒理机制，或综合上述情况来进行分类。如已有来源于规范的临床试验的不良反应发生率结果，应按频率的高低顺序列出。在同类不良反应中，较严重的不良反应应列在前面。如没有来源于严格临床试验的不良反应发生率资料，其分类和各类不良反应应按其严重程度从重到轻的顺序列出。尚不清楚有无不良反应的，可在该项下以“尚不明确”来表述。

12. 禁忌

该项下必须阐述药品不能应用的各种情况。

这些情况包括：使用该药品可产生严重过敏反应者；某些人群由于特殊年龄、性别、生理状态、疾病状态、伴随治疗、合并用药、中医证候或体质等，应用该药品具有明显的危害性；或出现不可接受的严重不良反应者。以上情况下，用药的危险性明确地超出其可能的治疗价值。尚不清楚有无禁忌的，可在该项下以“尚不明确”来表述。

13. 注意事项

该项下应该列出用该药品时必须注意的问题，包括需要慎用的情况（如肝功能、肾功能、中医特殊证候和体质的问题等），影响药品疗效的因素（如饮食、烟、酒等对用药的影响），用药过程中需观察的情况（如过敏反应，定期检查血象、肝功能、肾功能等），用药对于临床检验指标的影响等。具体内容一般包括以下几个方面：

（1）一般注意事项　应包括使执业医师对药品安全性和有效性产生担忧的任何问题。

（2）病人须知方面　需要提供给病人用药的安全性和有效性信息，如与驾驶有关的注意事项，以及合并用药可能使毒副作用和治疗作用改变的相关信息。

（3）出现不良反应时需要处理的措施、方法以及应注意的情况。

（4）实验室检查　应明确哪些实验室检查项目有助于疗效随访，哪些实验室检查项目有助于发现可能的不良反应。尽量提供在某些特定状态下某些特殊实验室检查项目的正常值和异常值的范围，以及这些实验室检查项目推荐的检查频次（在治疗前、治疗期间或治疗后）。

（5）药物对实验室检查的干扰　如已知药品会对实验室检查结果产生干扰，应简要地说明该干扰作用。

（6）过敏试验　如用药前需进行过敏试验，应在该项说明过敏试验的方法、过敏试验用制剂的配制方法及过敏试验结果的判定方法。

（7）可能产生药品滥用或药品依赖性的内容。

（8）因为中医证候、病机或体质等因素需要慎用者以及饮食、妊娠、配伍等方面与药物有关的注意事项。

(9) 中药和化学品组成的复方制剂，必须列出成份中化学药品的相关内容及注意事项。

(10) 药品处方中含有可能引起严重不良反应的成份或辅料，应予以说明。

(11) 注射剂如需进行皮内敏感试验的，应在该项下列出。

(12) 其他需要注意提醒的情况。尚不清楚有无注意事项的，可在该项下以“尚不明确”来表述。

14. 孕妇及哺乳期妇女用药

该项着重说明该药品对妊娠过程的影响（如能否通过胎盘屏障而影响胎儿生长发育或致畸）以及对哺乳婴儿的影响（如能否通过乳腺分泌而影响哺乳婴儿的健康），并写明可否应用本药品及用药注意。

如果进行了相关的动物试验或/和临床试验，应说明在妊娠期、分娩期及哺乳期，该药对母婴影响的简要信息，并写明可否应用该药及用药注意事项。

如未进行该项相关研究，可不列此项。如有该人群用药需注意的内容，应在【注意事项】项下予以说明。

15. 儿童用药内容与化学药品说明书相同

16. 老年用药

内容参见化学药品说明书

17. 药物相互作用

(1) 列出与该药品产生相互作用的药品，并说明相互作用的结果及合并用药的情况。如未进行该项相关研究，可不列此项。

(2) 注射剂应明确有无药品相互作用的研究结果，如果没有研究资料，应注明，以“尚无本品与其他药物相互作用的信息”来表述。

(3) 其他需要说明的情况。

18. 临床试验

对于2006年7月1日之前批准注册的中药、天然药物，如在申请药品注册时经国家药品监督管理部门批准进行过临床试验，应当描述为“本品于XXXX年经______批准进行过____例临床试验”。

对于2006年7月1日之后批准注册的中药、天然药物，如申请药品注册时，经国家药品监督管理部门批准进行过临床试验的，应描述该药品临床试验的概况，包括研究对象、给药方法、主要观察指标、有效性和安全性结果等。

未按规定进行过临床试验的，可不列此项。

19. 药理毒理

20. 药代动力学

21. 贮藏

22. 包装

以上四项内容参见化学药品说明书

23. 有效期

是指该药品在规定的贮藏条件下，能够保持质量稳定的期限。

有效期应以月为单位表述。可以表述为：XX 个月（X 用阿拉伯数字表示）。

24. 执行标准

应列出目前执行的国家药品标准的名称、版本及编号；或名称及版本；或名称及编号。如国家食品药品监督管理局国家药品标准（新药转正标准）第 37 册 WS3 - 229（Z - 229） - 2002（Z）、《中国药典》2005 年版一部、进口药品注册标准 JZ20010001。

25. 批准文号

是指国家批准该药品的药品批准文号、进口药品注册证号或者医药产品注册证号。药品批准文号是药品生产合法性的标志。根据 2002 年国家食品药品监督管理局的要求，新的药品批准文号格式规定如下：

药品批准文号格式：国药准字 +1 位字母 +8 位数字，试生产药品批准文号格式：国药试字 +1 位字母 +8 位数字。

化学药品使用字母“H”，中药使用字母“Z”，通过国家药品监督管理局整顿的保健药品使用字母“B”，生物制品使用字母“S”，体外化学诊断试剂使用字母“T”，药用辅料使用字母“F”，进口分包装药品使用字母“J”。数字第 1、2 位为原批准文号的来源代码，其中“10”代表原卫生部批准的药品，“19”、“20”代表 2002 年 1 月 1 日以前国家食品药品监督管理局批准的药品，其它使用各省行政区划代码前两位的．为原各省级卫生行政部门批准的药品。第 3、4 位为换发批准文号之年公元年号的后两位数字，但来源于卫生部和国家药品监督管理局的批准文号仍使用原文号年号的后两位数字。数字第 5 至 8 位为顺序号。例如：“卫药准字（1995）X - 01（1）号”换发为“国药准字 H10950001”。其含义是：“H”为化学药品，“10”表示原卫生部核发的批准文号，“95”为原批准文号年份的后两位数字，“001”是顺序号。再如：原化学药品“京卫药准字（1994）第 000001 号”换发为“国药准字 H11020001”，字母和数字含义依次是：“H”为化学药品，“11”为北京市的行政区划代码前两位，“02”为换发之年 2002 年的后两位数字，“0001”为新的顺序号。

其他各类药品（中药、试字号、生物制品、进口药品等）依此类推，批准文号与上相同，区别仅在于药品类别的字母代号不同。

每种药品的每一规格发给一个批准文号。除经国家食品药品监督管理局批准的药品委托生产和异地加工外，同一药品不同生产企业发给不同的药品批准文号。

26. 生产企业

内容与化学药品说明书相同